De

L'Oligo-Amnios

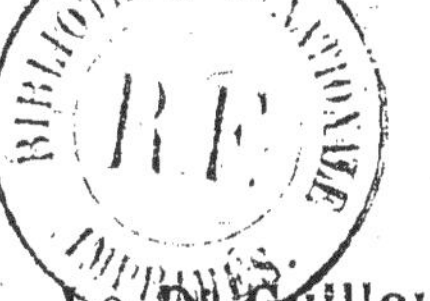

PAR

Le Dr Guillaume-Chrétien **MEZGER**

DOCTEUR EN MÉDECINE DE LA FACULTÉ DE PARIS

ANCIEN EXTERNE DES HOPITAUX

MÉDAILLE DE BRONZE DE L'ASSISTANCE PUBLIQUE

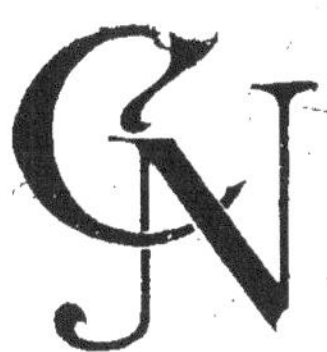

PARIS

ANCne LIBRAIRIE G. CARRÉ ET C. NAUD

C. NAUD, ÉDITEUR

3, RUE RACINE, 3

1901

De

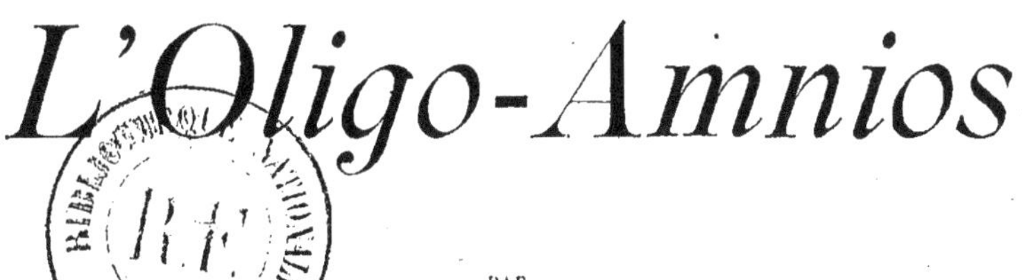

PAR

Le Dr Guillaume-Chrétien MEZGER
DOCTEUR EN MÉDECINE DE LA FACULTÉ DE PARIS
ANCIEN EXTERNE DES HOPITAUX
MÉDAILLE DE BRONZE DE L'ASSISTANCE PUBLIQUE

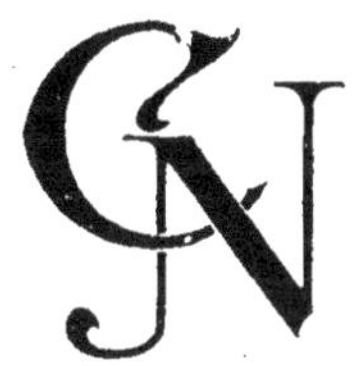

PARIS
ANCne LIBRAIRIE G. CARRÉ ET C. NAUD
C. NAUD, ÉDITEUR
3, RUE RACINE, 3

1901

A MON PÈRE ET A MA MÈRE

A MA CHARMANTE PETITE SŒUR ET FILLEULE

A MONSIEUR LE DOCTEUR CHARLES FERNET

MEMBRE DE L'ACADÉMIE DE MÉDECINE
PROFESSEUR AGRÉGÉ A LA FACULTÉ DE MÉDECINE
MÉDECIN DE L'HOPITAL BEAUJON
CHEVALIER DE LA LÉGION D'HONNEUR

A MONSIEUR LE DOCTEUR F. RAYMOND

PROFESSEUR DE CLINIQUE DES MALADIES NERVEUSES A LA FACULTÉ DE MÉDECINE DE PARIS
MÉDECIN DE LA SALPÊTRIÈRE
OFFICIER DE LA LÉGION D'HONNEUR

A MONSIEUR LE DOCTEUR MICHAUX

CHIRURGIEN DE L'HOPITAL LARIBOISIÈRE

A MONSIEUR LE DOCTEUR BONNAIRE

ACCOUCHEUR DE L'HOPITAL LARIBOISIÈRE
PROFESSEUR AGRÉGÉ A LA FACULTÉ DE MÉDECINE

A MON PRÉSIDENT DE THÈSE
MONSIEUR LE DOCTEUR CORNIL

PROFESSEUR A LA FACULTÉ DE MÉDECINE DE PARIS
MÉDECIN DE L'HOPITAL HOTEL-DIEU
CHEVALIER DE LA LÉGION D'HONNEUR
SÉNATEUR

INTRODUCTION

Bien qu'à l'étranger et en Allemagne on ait publié plusieurs ouvrages sur le sujet qui va nous occuper, nous n'avons trouvé aucun travail d'ensemble sur l'oligo-amnios ici en France. Il est vrai que le liquide amniotique et l'oligo-amnios en particulier ont formé le sujet d'études fort nombreuses et notamment de la thèse soutenue en 1881 par M. le Dr Bar. Nous y trouvons toutes les recherches anatomiques et histologiques, toutes les expériences, aussi bien faites ici en France qu'en Allemagne, enfin toutes les théories émises jusqu'à cette date, concernant l'origine du liquide amniotique. Nous n'avons cependant pas trouvé les preuves cliniques. Il nous a donc paru intéressant de les rechercher, si c'est possible. Et pour cela nous ne pouvions nous occuper de l'hydramnios où, la circulation fœtale étant troublée, le liquide envahit la poche amniotique soit par des voies supplémentaires, soit par les routes ordinaires, sans que cependant celles-ci se montrent plus clairement. Nous avons au contraire choisi l'oligo-amnios, car si la source ordinaire du liquide amniotique est altérée, nous devrons, théoriquement parlant, retrouver celle-ci par les lésions que l'autopsie et le microscope nous révèleront. En plus l'absence même de ce liquide va produire des lésions et par là nous serons à même de déterminer avec plus de précision l'utilité et les fonctions de ce liquide.

Mais, avant de commencer ce travail, qu'il nous soit permis de remercier tous ceux qui ont bien voulu diriger nos études médicales. Nous avons eu le bonheur de commencer notre stage hospitalier dans le service de M. le Pr agrégé Fernet, qui a bien voulu nous initier aux premiers principes de médecine. C'est également dans son service que nous avons passé la 2e année de notre externat et que nous avons pu parfaire nos connaissances médicales. Que notre cher maître veuille bien accepter l'hommage de notre profonde reconnaissance. C'est ici que nous devons remercier sincèrement M. le Dr Toupet, qui a bien voulu nous instruire pendant les mois d'été.

Nous remercions également MM. les Drs Papillon, Bize et Bacaloglu.

Il nous est impossible de ne pas nous souvenir de cette année par-dessus tout instructive et agréable que nous avons passée à la Salpêtrière dans le service de M. le Pr Raymond ; de cette année qui fut la première de notre externat et que nous aimons tant à nous rappeler. C'est là où nous avons eu l'occasion de nous intéresser aux maladies nerveuses. Nous adressons ici à notre cher maître les remerciements les plus profonds.

Nous devons remercier aussi notre ami M. le Dr Philippe, chef du laboratoire, M. le Dr Gasnes, notre chef de clinique et surtout notre ami M. le Dr Ath. Sicard qui fut notre brillant interne.

Ce fut dans le service de M. le Dr Tuffier, chirurgien des hôpitaux, que nous avons passé notre troisième année d'externat. Nous tenons à remercier profondément M. le Dr Michaux, chirurgien des hôpitaux. C'est à son école distinguée que nous avons pu parfaire nos connaissances chirurgicales,

Et enfin nous tenons à exprimer notre vive gratitude à M. le P[r] agrégé Bonnaire, qui a été pour nous un maître savant et dévoué. C'est dans son service à l'hôpital Lariboisière que nous avons eu l'honneur de faire notre stage d'accouchements. C'est notre cher maître qui a bien voulu nous donner l'idée de ce travail. Nous l'en remercions encore vivement.

Que M. le Pr Cornil veuille bien recevoir l'hommage respectueux de notre gratitude ; nous n'oublierons pas le grand honneur qu'il nous fait en acceptant la présidence de cette thèse.

Lorsque, après nos trois années d'externat, nous avions l'honneur de faire notre stage obstétrical dans le service de M. le Dr Bonnaire à l'hôpital Lariboisière, un cas entre tous nous intéressa fortement. Il s'agit d'un cas d'oligo-amnios, et notre cher maître nous engagea même à choisir cette affection comme sujet de notre thèse. Nous avons eu la bonne fortune, au moment où notre travail était déjà rédigé, d'observer un second fait, non moins intéressant pour les particularités cliniques ayant trait aux effets de l'oligo-amnios secondaire sur le fœtus. Nous le rapportons à la suite de notre première observation. Voici donc cette observation que M. le Dr Bonnaire a présentée à la Société d'obstétrique le 9 mai 1901.

C'est le 25 avril 1901 que la femme L. Sch., âgée de 43 ans et de profession journalière, fut admise au dortoir de la maternité de l'hôpital Lariboisière. Son père était mort d'un accident, sa mère mourut à la suite de couches. Elle-même, une solide Normande, avait toujours bien marché depuis l'âge de 14 mois.

Elle avait été réglée pour la première fois à 17 ans ; ses règles n'étaient devenues irrégulières que depuis 2 ans, depuis surtout qu'elle était à Paris. Pendant 3 mois même elle ne les aurait pas eues. Presque toujours bien portante, elle était déjà accouchée deux fois de gros enfants, à terme.

Vers le milieu du mois d'août 1900 elle fut de nouveau enceinte. Ses dernières règles survinrent du 31 juillet au 4 août. Cette dernière grossesse est d'un homme différent de l'auteur des deux premières. Cet homme est garçon de magasin; il n'est ni alcoolique, ni tuberculeux, ni syphilitique.

La grossesse n'a présenté aucune particularité pathologique. Cependant la femme rapporte qu'elle a été frappée de la lenteur et du peu d'étendue dans le développement de son abdomen, comparé à celui des deux grossesses précédentes. Les premiers mouvements de l'enfant avaient été perçus le 15 janvier 1901. Le 25 avril elle perdit les eaux en petite quantité. C'est ce jour même qu'elle fut reçue à la maternité de l'hôpital Lariboisière.

Le 26 *avril* il nous fut possible de l'examiner. De forte constitution elle présenta, outre un œdème léger des membres inférieurs, un abdomen vraiment peu développé. La palpation, très difficile, fit voir un siège très peu mobile au niveau du détroit supérieur. Le dos se trouvait avec peine en avant et à gauche. Au fond de l'utérus siégeait la tête, dont il était impossible de provoquer le ballottement.

Au surplus cet endroit avait toujours été, surtout depuis les dernières semaines, des plus douloureux. La femme comparait les douleurs qu'elle avait perçues là à des piqûres d'aiguilles. Le toucher ne donnait rien d'anormal et confirmait ce que nous avions trouvé à la palpation abdominale.

L'auscultation ne fit nulle part constater les bruits du cœur fœtal. D'ailleurs, depuis le 26 avril, la femme n'a plus perçu les mouvements de l'enfant. Tous les organes de la mère furent trouvés normaux.

Le 27 *avril*, à minuit 30 minutes se montrèrent les premières douleurs. A 7 heures 50 minutes on la porta dans la salle en travail où le toucher montra une dilatation du col de 5 francs. Le fœtus qui s'était présenté en S. I. G. A. fut expulsé à 8 heures 5 minutes. Il s'écoula très peu de liquide amniotique teinté de méconium. Le fœtus, très légèrement macéré, pesa 1 250 grammes. La délivrance eut lieu quelques minutes après. Le placenta, lourd de 250 grammes, était normal en apparence, de même que les membranes. L'examen microscopique, malheureusement, n'a pu être fait.

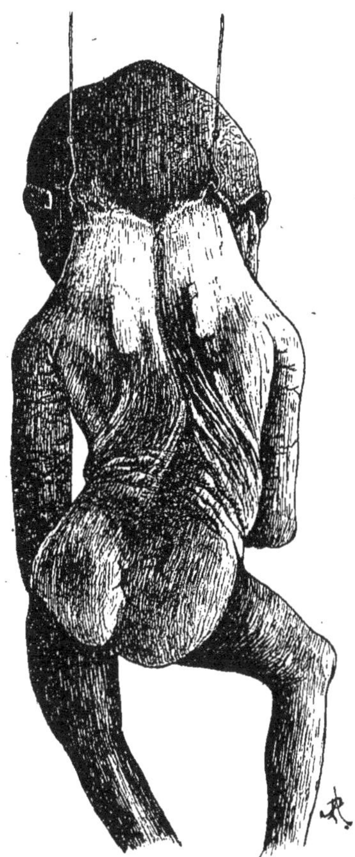

FIG. 1.

Quant à l'enfant il offre toutes les apparences d'un fœtus de 6 mois et demi. Au niveau de l'abdomen, on constate l'existence d'une hernie ombilicale du volume d'une mandarine. Le foie est à moitié compris dans la hernie ; l'enveloppe péritonéale est déchirée largement.

Le tronc et les membres pelviens sont figurés (voyez fig. 1). Le rachis est incurvé en une scoliose droite élancée. Au-dessous se dessine une courbure de compensation dorso-lombaire à très grand rayon qui se termine au-dessus de la base du sacrum.

Les membres pelviens sont déjetés tous les deux du même côté, vers la droite. Ils semblent avoir été déviés par une sorte de faux pli contracté dans la cavité utérine. Le gauche est porté en adduction et le droit en abduction. Ils sont fortement fléchis sur l'abdomen et ne peuvent être, même par force, portés en extension complète. Il y a là une exagération de la flexion normale propre au nouveau-né.

La dissection nous permet de constater, qu'il n'existe pas d'autre malformation viscérale que l'exentération partielle due à l'arrêt localisé dans la réunion des lames ventrales.

L'ouverture du thorax nous révèle en arrière, au niveau des gouttières costales, la déformation typique de la scoliose. A droite, du côté de la convexité rachidienne, cette gouttière est plus creusée que de normale; à gauche, au contraire, elle est quasi aplanie.

Au niveau du bassin, en raison de la suffisance dans la compensation établie dans le segment dorso-lombaire du rachis, il n'y a pas de déformation oblique type. Cependant les ailes iliaques sont plus relevées à pic que chez le fœtus normal. Il semblerait que le grand bassin a été soumis à une constriction circulaire. Le détroit supérieur n'est pas parfaitement symétrique. Il existe un léger aplatissement répondant à l'éminence ilio-pectinée droite.

Dans l'excavation pelvienne, on voit que les branches ischio-pubiennes et les ischions affectent une disposition asymétrique. La boutonnière que dessine le détroit inférieur dans son segment antérieur est comme tordue, de telle manière que la bordure gauche est représentée par une ligne courbe à concavité interne, tandis que la droite offre une courbe convexe en dedans. Il n'existe pas de luxation de la hanche.

Il est regrettable que nous n'ayons pu examiner la femme avant l'ouverture de l'œuf.

Mais les faits qu'accuse la femme, c'est-à-dire le peu de développement du ventre et la perte d'une petite quantité seulement de liquide amniotique, comme d'autre part les déformations fœtales nombreuses qui ne peuvent être produites que par l'oligo-amnios, ne nous font pas hésiter un instant à nous rattacher à ce diagnostic.

Cette observation si intéressante nous a conduits à chercher dans la littérature des cas semblables, afin de pouvoir mieux étudier les symptômes et les phénomènes de l'oligo-amnios. En agissant ainsi, nous espérons pouvoir étudier et déterminer quelques causes de ce manque d'eau amniotique, en même temps que nous rechercherons l'utilité que présente ce liquide.

Avant de rapporter toutes ces observations d'oligo-amnios primaire, nous nous permettons de décrire un deuxième fait personnel, une observation où il s'agit d'oligo-amnios secondaire, que notre cher maître, M. le Dr Bonnaire, présentera à la prochaine séance de la société obstétrique de Paris, et qu'il nous a bien permis de rapporter dès maintenant dans ce travail.

Il s'agit d'une femme Marie C..., âgée de 36 ans, ménagère. Ses parents sont encore bien portants. Elle-même a marché à 1 an et toujours facilement. Elle fut réglée pour la première fois à 18 ans. Ses règles qui duraient de 4 à 5 jours ont toujours été régulières. Jamais elle n'a été malade. Pour la première fois elle fut enceinte à la fin d'octobre 1900. Ses dernières règles apparurent du 15 au 20 octobre 1900, et la malade perçut les premiers mouvements actifs vers le milieu de mars.

La grossesse fut complètement normale jusqu'au 24 mai. Ce jour-là, sans aucune raison et sans aucune douleur elle perdit brusquement, vers 1 heure de l'après-midi, 2 à 3 litres (?) d'eau. Depuis ce moment elle eut constamment un léger écoulement séreux. Elle entra à la maternité de l'hôpital Lariboisière dès le 16 mai 1901.

A l'examen on trouva un utérus de 7 mois et à la palpation abdominale on constata une présentation du sommet en droite transverse. La tête était encore mobile au-dessus du détroit supérieur. Le bassin de la mère fut trouvé normal, de même que tous les autres organes. Seulement au cou on trouva un collier de Vénus des plus nets. Ce fut le seul signe de syphilis que l'on put constater chez la mère.

La femme fut admise au dortoir. Tous les jours elle eut un léger écoulement séreux. Enfin les premières douleurs se montrèrent le 20 juin à 8 heures du matin. A midi la femme fut placée dans la salle de travail. L'enfant se présenta en O. I. A. P. et fut expulsé le 20 juin à 4 heures du soir. Il s'écoula peu de liquide amniotique après l'expulsion de l'enfant. Peu après se fit la délivrance. Le placenta circulaire, lourd de 650 grammes, est friable. Les membranes complètes, moins la caduque, montrent une ouverture qui n'est pas déchiquetée. Elle a simplement laissé passer le fœtus. Le petit côté des membranes mesure 4 centimètres. Le chorion et l'amnios sont normaux. Il y a cependant rétention de toute la caduque. Le cordon, d'une longueur de 50 centimètres, s'insère à la partie inférieure du placenta.

L'enfant, un garçon, mort, pèse 2 500 grammes. On remarque aussitôt à l'inspection un œdème qui occupe toute sa face, son cuir chevelu et la moitié supérieure du thorax. Il est nettement limité en bas par une ligne horizontale et droite, passant en avant par les 2 mamelons, sur les côtés latéraux à 1 centimètre et demi au-dessous de l'acromion croisant ainsi les bras à peu près au niveau du milieu, de l'humérus pour se réunir en arrière au niveau des fosses sous-épineuses. Les deux régions scapulaires sont le siège de sugillations ecchymotiques. On dirait du purpura. On en trouve de même sur la face interne des joues, des conjonctives et des lèvres. Celles-ci sont considérablement tuméfiées ; les conjonctives présentent du chémosis. On remarque du pemphigus à la face palmaire des deux mains et des taches ecchymotiques. D'autres bulles anciennes de pemphigus se trouvent sous la pointe de la malléole externe du pied gauche.

On en trouve encore deux à la racine du petit orteil droit. La rate à la percussion est grosse.

Les tibias sont tordus, surtout le tibia droit dans son tiers

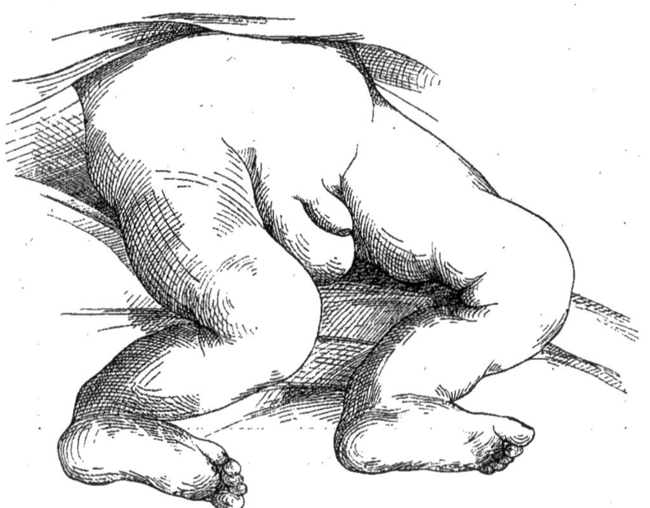

Pied droit. Fig. 2. Pied gauche

inférieur. Le talon est dans l'attitude du talon valgus. L'incurvation du tibia gauche est moins marquée. La jambe droite a incurvé son tibia sur le tiers externe de la jambe gauche.

La jambe gauche présente une empreinte sus-malléolaire en sa face externe ; elle s'est incurvée sur sa face externe en appuyant sur la face postérieure de la jambe droite.

Tandis que la cuisse gauche en extension présente une incurvation du tiers supérieur, la cuisse droite présente une incurvation du tiers inférieur (fig. 2).

Lorsqu'on pelotonne les membres, jambe droite par-dessus la jambe gauche, on voit que la face dorsale du pied gauche a créé un méplat sur la face externe de la jambe droite.

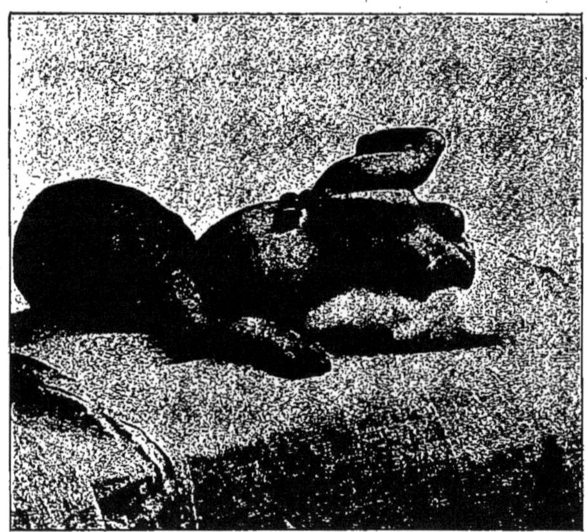

Fig. 3.

Autopsie de l'enfant. — A l'ouverture du thorax les poumons sont affaissés le long de la colonne vertébrale, néanmoins ils paraissent plus volumineux que lorsque l'enfant n'a pas respiré. Les poumons sont rouges et paraissent congestionnés. Néanmoins on ne trouve pas de crépitation. A la base du poumon gauche on constate très nettement des ecchymoses sous-pleurales d'Ackermann. On en trouve encore en différents autres points surtout dans les sillons interlobaires et de même, mais moins accusés, sur le poumon droit.

Cependant quelles que soient les parties du poumon, toutes plongent dans l'eau.

Le péricarde, la plèvre pariétale et le cœur sont normaux.

Il n'y a pas d'ascite. Le foie est volumineux, mais de structure normale. Il pèse 158 grammes. La rate est volumineuse et pèse 20 grammes. Les reins sont gros, mais normaux. Chaque rein pèse également 20 grammes.

Les méninges sont fortement congestionnées. La substance cérébrale également très congestionnée est parsemée de petits points rouges et comme pigmentée.

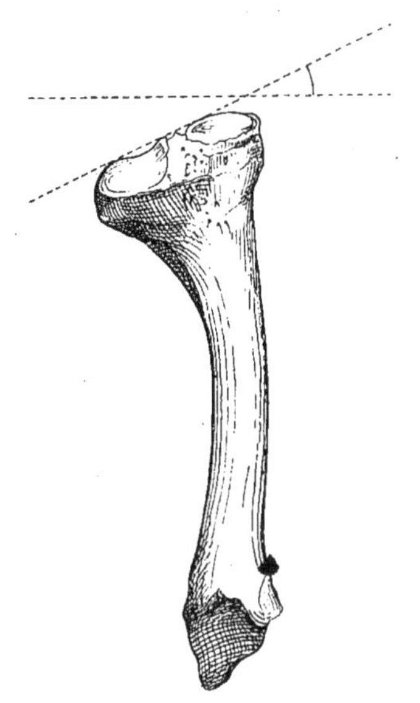

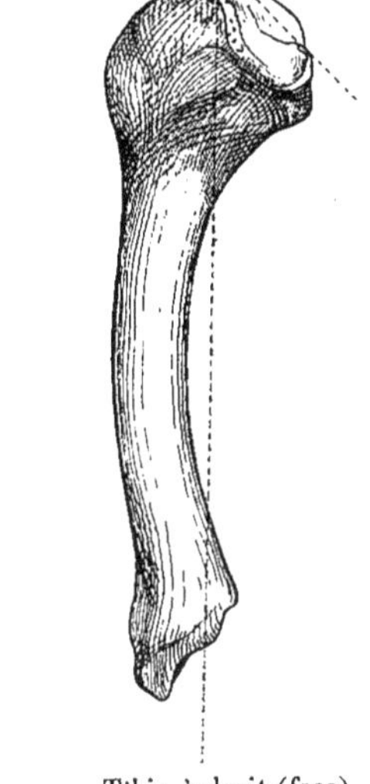

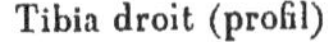

Tibia droit (profil) Fig. 4. Tibia à droit (face)

Le tibia droit (fig. 4), isolé des parties molles, est légèrement incurvé et un peu tordu autour de son axe. Mais ce qui frappe le plus ici, c'est que les épiphyses sont articulées obliquement par rapport à l'axe de la diaphyse, de sorte que le plateau tibial, par lequel la jambe s'articule avec le fémur, n'est pas perpendiculaire à la diaphyse mais qu'il forme avec une ligne horizontale passant par son extrémité supérieure un angle, qui se rapproche de 40°. A l'extrémité inférieure du tibia nous trouvons des déviations pareilles.

En somme l'observation est intéressante par les 3 points suivants :

1° Elle est intéressante par ce fait, que l'oligo-amnios ici secondaire a entraîné des déformations très accusées du côté des membres inférieurs ;

2° Cette observation est remarquable par l'existence de l'œdème signalé.

M. le Dr Bonnaire fait remarquer que cette répartition de l'œdème et des sugillations sanguines à la totalité de la tête et à la partie de la moitié supérieure du thorax, la netteté de la limite circulaire de cette zone en sa région thoracique, permettent de le considérer comme l'effet de la constriction exercée par l'anneau de Bandl sur le tronc et de la différence de la pression subie par le fœtus de part et d'autre de cet anneau. Ce n'est pas autre chose en somme qu'une vaste bosse ou plutôt qu'un vaste œdème séro-sanguinolent, qui s'est formé au-dessous de l'anneau de Bandl, au lieu de se former comme d'habitude au-dessous de l'orifice du col utérin ;

3° Et enfin cette observation est particulièrement intéressante par l'existence des ecchymoses sous-pleurales d'Ackermann, qu'on ne trouve que chez les enfants qui ont respiré. Or les poumons ne contenaient pas d'air ; ils plongeaient immédiatement dans l'eau. Ces ecchymoses sous-pleurales peuvent donc exister chez des enfants qui n'ont pas respiré. L'enfant montrait en outre tous les signes d'asphyxie. Et notre maître est d'avis que ces ecchymoses, comme tous les autres signes d'asphyxie, peuvent être attribuées à cette même constriction de l'anneau de Bandl.

Observation II

Bonnaire. *Bulletin de la Soc. obst. et gynéc.*, 1894, p. 14.

Hydrocéphalie et oligo-amnios. Malformations du squelette d'origine mécanique. Bassin pseudo-scoliotique.

La mère, primipare de 25 ans, arrive à la Charité en travail le 26 décembre au soir. C'est une femme de bonne constitution, sans antécédents pathologiques.

La grossesse, arrivée au terme de 8 mois et demi, a été normale. On ne trouve rien de spécial au point de vue de l'hérédité. Son mari s'adonne à la boisson.

Le diagnostic de la présentation est rendu presque impraticable par la palpation et le toucher, à cause du défaut de liquide amniotique, de l'état de la tension de la paroi utérine intimement accolée au fœtus, et de l'élévation de la partie fœtale. Cette dernière, explorée à travers le segment inférieur, offre une consistance rappelant celle de l'extrémité pelvienne; on croit à l'existence d'une présentation du siège, jusqu'à ce que la dilatation totale du col et la rupture des membranes permettent de constater par le toucher direct l'existence d'une hydrocéphalie avec présentation du sommet.

Le 27 au soir, la dilatation étant complète, on constate que l'engagement n'a aucune tendance à s'effectuer, malgré l'énergie des contractions utérines. L'auteur pratique la ponction du crâne avec l'aspirateur Potain. 500 grammes de liquide sont ainsi extraits et, une demi-heure après, la femme accouche spontanément.

Il reste 200 grammes de liquide dans le crâne. L'enfant, du sexe féminin, vit; il respire et crie pendant 20 heures, au bout desquelles il succombe.

A l'autopsie, on ne trouve pas la quantité cérébrale inférieure à ce qu'elle est normalement.

Les os du crâne présentent des plaques d'arrêt de développement, de forme nummulaire, confluentes ou isolées et qui semblent taillées à l'emporte-pièce en plein tissu osseux.

Tous les appareils, hormis le squelette, sont normaux. Les membres supérieurs sont tordus sur eux-mêmes: les avant-bras et les mains sont en attitude de supination et de flexion exagérées.

Les membres pelviens, fléchis à l'extrême sur le bassin, sont en même temps portés en extension forcée, à ce point qu'ils décrivent une forte courbure en concavité dirigée en avant. Le membre droit est en adduction; le gauche en abduction. Les 2 membres, étendus, sont donc déjetés, accolés l'un à l'autre vers le plan latéral gauche du fœtus. Le fémur est donc courbé de façon à décrire une concavité tournée en avant. Les 2 pieds sont en varus.

La colonne vertébrale présente une courbure scoliotique, dorso-lombaire, à grand axe, unique, c'est-à-dire sans courbures de compensation alternes; la concavité de la scoliose est orientée vers la droite. Les vertèbres, en outre, ne sont pas tordues autour de leur axe vertical.

Le bassin offre la déformation à type oblique ovalaire du détroit supérieur. L'os coxal droit est redressé, aplati et déjeté en dedans. L'ischion droit est déjeté vers le plan médian, tandis que celui du côté gauche est attiré en haut et en dehors.

Observation III

Depaul. *Gazette hebdomadaire*, Paris, VII, 1860.

Mme X..., âgée de 28 ans, avait déjà eu 2 grossesses normales. Elle devint enceinte pour la troisième fois dans le courant de janvier 1848. Grossesse complètement normale. Pourtant la malade s'était étonnée du développement énorme qu'avait pris son ventre, de sorte qu'à 5 mois il était déjà supérieur à celui qui appartient à une grossesse ordinaire parvenue à terme. Cette exagération de volume avait commencé à se manifester dès 3 mois et demi. Le travail de l'accouchement se déclara spontanément le lundi

24 juillet 1848. Il fut lent pendant toute la journée, mais le soir il devint plus énergique; les douleurs fortes et rapprochées se succédèrent toute la nuit, et le lendemain 25, à 7 heures du matin, la dilatation était complète. Jusque-là, aucune quantité de liquide amniotique appréciable ne s'était écoulée, et il en fut de même pendant toute la durée de l'accouchement.

L'enfant se présentait par l'épaule, mais la sage-femme aurait facilement fait la version céphalique. La tête se dégagea alors facilement, mais l'accouchement n'alla pas plus loin.

La sage-femme, cherchant toujours à dégager le tronc, produisit une fracture de la colonne vertébrale au niveau de la 5e vertèbre cervicale. Puis elle arracha la tête, puis un bras. Un médecin appelé arracha l'autre, puis ouvrit le thorax, enleva les poumons et le cœur, enfin arracha plusieurs côtes.

Le Pr Depaul ne put finir l'accouchement qu'en pratiquant une ponction abdominale et une ponction de la vessie.

La délivrance, le placenta comme les suites des couches furent normales.

L'autopsie de l'enfant fit voir une vessie énorme, dans laquelle débouchaient les 2 uretères et le gros intestin; celui-ci par un orifice tellement rétréci, qu'on avait de la peine à y introduire un stylet très fin.

On notait l'absence complète des vésicules séminales et des canaux éjaculateurs de l'anus et du scrotum. L'urètre était oblitéré au niveau de sa portion membraneuse. La verge cependant était bien développée.

Un cas analogue a été décrit par Hecker (*Klinik der Gebürtskunde* von Hecker u. Buhl, 1861).

Observation IV

Claudi. *Schmidts Jahrb.*, no XXVIII, p. 189.

Manque total du liquide amniotique à la naissance d'un enfant à terme.

Femme K..., âgée de 24 ans, bien nourrie, jamais malade, régulièrement réglée, mariée et enceinte, ressentit le 9 février au soir de faibles douleurs, qui ne la gênaient que peu dans ses occupations. Peu fortes pendant la nuit suivante, les douleurs devinrent, le 10 février jusqu'au soir, de plus en plus violentes, de sorte qu'on fut obligé de chercher, dès le matin du 11, une sage-femme, qui au toucher trouva le col utérin complètement fermé et les parties fœtales pas encore engagées. Les douleurs augmentèrent d'intensité et l'orifice du col commença à se dilater, sans que cependant une poche des eaux se formât. On trouva les membranes directement et fermement appliquées sur la tête fœtale. De l'orifice du col s'écoulaient en petite quantité quelques mucosités visqueuses s'étirant en longs filaments.

La tête, couverte des membranes, apparut l'après-midi, suivie bientôt après, bien que difficilement, du reste du corps, sans écoulement d'aucune goutte d'eau.

L'enfant, un garçon, normalement constitué, lourd de 5 livres à peu près, cria vigoureusement, bien que son corps fût encore entouré des membranes. Il avait l'aspect comme brûlé par le soleil et portait une couche coriace, formée de smegma desséché.

Le placenta apparut 10 minutes après, accompagné de peu de sang.

Le placenta était plus petit que d'ordinaire, mollasse, mais il ne laissait à l'inspection apercevoir rien d'anormal.

La femme, durant sa grossesse, avait son ventre très distendu, de sorte qu'on avait porté le diagnostic de grossesse gémellaire.

Claudi a interrogé toutes les personnes qui furent présentes à la naissance ainsi que la sage-femme sur tout ce qui s'est passé avant la naissance; mais rien ne pouvait indiquer un écoulement du liquide amniotique. Il est encore à noter que les mouvements du fœtus avaient toujours été perçus et assez fortement.

Observation V

Lente. *Schmidts Jahrb.*, nº CLXXI, p. 47.

Absence du liquide amniotique à la naissance.

« L'auteur trouva chez une multipare le col utérin complètement dilaté. La sage-femme déclara que pas une goutte de liquide amniotique ne s'était écoulé. Comme les douleurs cessaient, on décida de faire venir l'enfant en comprimant l'utérus. L'utérus donna la sensation d'un fibrome très dur. La manœuvre réussit. Il ne s'écoulait à la naissance de l'enfant pas une goutte de liquide amniotique. L'enfant était très faible, énormément pâle, de sorte qu'on crut à une hémorragie. Et bien qu'on réussit à le ranimer, l'enfant mourut peu après dans de légères convulsions. »

Observation VI

Conrad. *Centralblatt für Schweizer Ærzte*, 1877, n° 20.

Femme bien portante, qui durant sa grossesse n'avait eu qu'un utérus peu développé, mais chez qui les mouvements de l'enfant avaient toujours été extrêmement douloureux. Lors de l'accouchement, qui avait lieu dans la 27e semaine, l'enfant se présentait par la tête. Les membres inférieurs en forte flexion étaient croisés et étroitement appliqués au tronc. Pied bot des deux côtés. Il ne s'écoulait lors de l'accouchement que quelques cuillerées de liquide amniotique.

Observation VII

Lomer. *Centralblatt für gynaekol.*, 1887, p. 537.

Un cas d'épaississement du liquide amniotique avec troubles de la nutrition de l'enfant.

La femme L..., âgée de 32 ans, mariée depuis 4 ans, a eu un avortement de 3 mois à la suite d'un rhumatisme articulaire aigu. Vers le milieu du mois de mai 1885, elle fut pour la seconde fois enceinte et se trouvait très bien pendant toute cette grossesse. Les douleurs apparurent le 26 février 1887 de très bonne heure. L'enfant, présentant le sommet, vint au monde à 1 heure de la nuit.

Pendant la naissance, il ne s'écoulait pas une goutte de liquide amniotique.

A l'examen, durant la période de dilatation, le doigt, qui pratiquait le toucher, était enveloppé d'une masse épaisse, visqueuse, s'étirant en filaments que l'auteur croyait d'abord venue du col et causée par une inflammation chronique.

Il ne se forma pas de poche amniotique; les linges restèrent jusqu'après la naissance de l'enfant secs. Et pendant la grossesse la malade assure de ne jamais avoir eu un écoulement venant du vagin.

Après la naissance de l'enfant, il s'écoulait à peu près une tasse pleine de ce liquide épais, gluant, gris, s'étirant en filaments, que le doigt avait précédemment ramené. L'enfant vivait, pesait 2 750 grammes et était bien développé en ce qui concerne les dimensions et le squelette. Les ongles dépassaient les extrémités des doigts. Les oreilles externes étaient bien développées. Malgré tout l'enfant montrait un aspect très singulier ; il avait l'air comme atteint d'athrepsie, comme un nouveau-né qui a été privé de nourriture. La peau était ridée, flasque ; elle se laissait plisser fortement ; le visage ressemblait à celui d'un vieillard ; l'épiderme était un peu coriace, se desquamait sur tout le corps en grands lambeaux. L'enfant avait un appétit énorme ; il prit le sein et la nourrice affirmait souvent que l'enfant ne pouvait se rassasier. Il mourut à l'âge de 9 mois du choléra infantile.

Il n'y avait certainement pas de syphilis.

Le liquide amniotique était représenté dans ce cas par 250^{ccm} d'une masse grise et visqueuse, complètement différente du méconium.

Observation VIII

Schüler. *Thèse*, Marburg, 1892.

Oligo-amnios primaire.

Le 12 mai 1892 fut admise, à la Clinique de M. le Pr Ahlfeld, la couturière R. Georg, âgée de 19 ans.

Elle aurait été très maladive dans sa première enfance, jusqu'à sa troisième année, elle était alitée et a souffert d'une carie de l'humérus gauche. Plus tard, elle aurait toujours été bien portante. Elle aurait été réglée pour la première fois à l'âge de 13 ans et toujours régulièrement.

La femme, de grandeur moyenne et de taille un peu grêle, porte encore des traces manifestes de l'affection dont elle a souffert dans ses premières années. Le bras gauche est couvert de nombreuses cicatrices et très raccourci.

La distance de l'acromion gauche à l'olécrâne est de 13,6 centimètres. La mobilité de l'épaule gauche est très entravée et l'avant-bras gauche lui aussi est très atrophié par rapport au droit. — Excepté ceci, la femme semble bien se porter.

Le jour de son admission, le 12 mai 1892, on relevait les faits suivants : Primipare, elle aurait eu ses dernières règles en août 1891. Elle aurait aperçu les premiers mouvements de son enfant vers la fin du mois de janvier. Pas d'anomalies dans les dimensions du bassin. Le fond utérin touche les fausses côtes ; la plus grande circonférence du corps est de 89 centimètres. Toute la poitrine est fortement pigmentée.

On sent à droite et en bas la tête de l'enfant ; les bruits du cœur fœtal de fréquence normale s'entendent bien à droite. A la palpation abdominale, on a la sensation comme s'il y a peu de liquide amniotique.

Au toucher, on trouve un vagin modérément large, très granuleux, couvert de quelques condylomes. Le col est encore long de 2 centimètres ; l'orifice est fermé. Dans le cul-de-sac antérieur, on sent la tête légèrement mobile.

Les douleurs commencent le 26 juin vers midi. Vers minuit, la femme est placée dans la salle de travail. La dilatation n'est complète que le 27, à 6 heures et demie du soir. Cette période a donc duré très longtemps. Jusqu'à ce moment, il ne s'était écoulé pas une goutte de liquide amniotique, ce que la femme comme la sage-femme ont affirmé. Avant son entrée dans la salle de travail, la première assure de même, ne pas avoir perdu de l'eau.

A 6 heures et demie, elle commence subitement à pousser fortement. Les bruits du cœur sont encore bien entendus et de fréquence normale à ce moment. Après 10 minutes apparaît la membrane amniotique étroitement appliquée sur la tête. Elle est rompue sous la surveillance du chef de clinique. Il ne s'écoule que peu de méconium, pas de liquide amniotique. Comme les bruits du cœur descendent maintenant d'une façon continue à 70-80, on engage la femme à pousser fortement.

A la naissance, ne s'écoulent que 2 cuillerées de méconium. L'enfant, qui est complètement couvert de mucosités et de méconium, commence dans le bain à respirer bientôt. De sa bouche, on enlève beaucoup de mucosités mélangées de méconium.

Après la naissance, la femme ne perd qu'environ 80 grammes de sang, qui constituent toute la perte sanguine. La délivrance a lieu une demi-heure après. Le placenta pèse 370 grammes ; il a une forme régulière et une consistance molle. Le cordon d'une longueur de 46 centimètres s'insère à environ 5 centimètres du bord placentaire et ne présente rien d'anormal.

La membrane amniotique fut minutieusement examinée, suivant la méthode qu'Ahlfeld a décrite dans ses *Berichten u. Arbeiten*. Ce procédé est le suivant : On tend un morceau de membrane amniotique avec sa face fœtale en haut sur un support, puis on laisse agir pendant un quart de minute une solution de nitrate d'argent et on lave avec de l'eau distillée. Puis on place la préparation pendant un temps assez long dans une solution très faible de Müller. Après ceci, on lave de nouveau pendant quelques heures et on durcit la préparation dans des solutions d'alcool de plus en plus concentrées, dans lesquelles on peut la laisser pendant 1 jour. Ensuite on la place pendant un quart d'heure dans de l'eau distillée, on colore pendant 10 minutes dans une solution d'hématoxyline. Enfin, on laisse agir pendant quelques minutes l'essence de girofle et on monte sur du baume de Canada. Par ce procédé, on ne put constater rien d'anormal.

L'enfant, une fille, bien qu'elle fût à terme, donnait l'impression d'une très faible constitution. Longue de 48 centimètres, elle pesait seulement 2 320 centigrammes. Le tissu adipeux est partout très mal développé. Les jambes surtout sont très maigres. La peau est ridée, sèche et très écailleuse. Le petit doigt gauche est dévié sur le dos des deux doigts voisins. Le même cas, mais beaucoup moins accusé, se trouve à droite. Des deux côtés, on trouve un pied plat peu accusé. Tout fait donc l'impression, comme si l'enfant a souffert beaucoup dans sa nutrition.

Les suites des couches furent très normales. L'enfant se développa assez bien, tout en ayant un bon appétit.

Il est encore à remarquer que l'examen du méconium, qui ne fut évacué que le deuxième jour, a montré beaucoup de poils.

Observation IX

Ahlfeld. *Berichte u. Arbeiten*, Bd. III.

Secondipare, qui avortait la première fois, aurait toujours souffert de la gorge. Bassin juxto minor. Dès le 8 avril, on trouvait un souffle fœtal qui augmentait beaucoup jusqu'à l'accouchement, c'est-à-dire le 22 mai. Aussi fit-on le diagnostic d'anomalie du cœur ou des grands vaisseaux. L'accouchement (présentation du siège) fut rapide après la rupture de la poche amniotique qui ne contenait que très peu de liquide. L'enfant ne cria pas, mais vécut. Au cœur, on entendit le même souffle que durant la grossesse. Après quelques inspirations superficielles, l'enfant mourut.

L'aspect extérieur de l'enfant était curieux. On avait l'impression, comme si l'enfant avait été fortement comprimé.

La tête était pressée avec sa joue gauche contre la moitié gauche du thorax ; le côté droit du cou était œdématié. Le genou gauche était poussé contre la face et pressait fortement contre la narine gauche, de sorte que le nez était là déprimé. Jambes croisées. Pied bot bilatéral typique. Le genou droit et le pied gauche portaient des traces manifestes de compression. Œdème des extrémités inférieures.

L'autopsie de l'enfant montrait de fortes déformations, comme on en trouve dans le rachitisme, puis des contractures très accusées des muscles de la cuisse et du bras, de sorte que l'extension était impossible. En outre, on trouvait une inversion complète des organes thoraciques et abdominaux.

Observation X

Reichel. *Centralblatt f. Gynaecologie*, 1885, p. 110.

Dans le cas suivant, que Reichel a présenté dans la séance de la Société *Für Gebürtshilfe et Gynaekologie* le 14 janvier 1887, il n'est pas très sûr, s'il s'agit d'un oligo-amnios primaire ou secondaire. Le liquide amniotique se serait écoulé complètement 8 semaines avant la naissance. Lors de l'accouchement, la sage-femme n'a pas observé la poche des eaux et il n'y a certainement pas eu, ni avant, ni après l'expulsion de l'enfant, comme l'accoucheur l'a constaté, un écoulement du liquide amniotique. Comme la plupart des auteurs présents à la séance, parmi lesquels Schrœder, étaient d'avis qu'il ne s'est pas agi d'un écoulement prématuré du liquide amniotique, mais d'hydrorrhée, il nous est permis de citer cette observation.

Reichel décrit l'enfant, mort en naissant, de la façon suivante : « C'est un enfant, né 4 semaines avant la fin normale de la grossesse. Il est très retardé dans son développement et montre de fortes déformations de tous les membres. La tête est pressée sur la poitrine, la peau entre le menton et la poitrine est extrêmement raccourcie sur la face antérieure du cou et ne permet pas une extension plus forte de la tête. Sur les côtés latéraux du cou se montrent des deux côtés des bourrelets très accusés. Les os du nez sont aplatis. Les bras comme les avant-bras sont raccourcis et déformés. Main bote bilatérale. Les membres inférieurs sont de même extraordinairement courts et en rotation externe. Cette supination frappe la cuisse, la jambe et le pied. Pieds bots très accusés. La peau de la face antérieure des deux articulations de la hanche et celle des faces internes et postérieures des articulations du pied sont raccourcies d'une façon étonnante. Si l'on porte les membres inférieurs dans la position la plus aisée et dans laquelle, à en juger suivant la direction des plis de la peau, ils ont été fort probablement pendant la vie intra-utérine, les pieds avec leur face plantaire, les cuisses et les jambes étant en forte rotation externe, touchent le ventre et se touchent par leur bord externe. La peau au-dessus de la malléole externe de l'articulation tibio-tarsienne gauche est calleuse et forme une sorte de cor. Au-dessus de celle du pied droit se montre une sugillation. Toutes les diaphyses sont fortement courbées ; les articulations sont en partie subluxées.

Toute la position de l'enfant, les raccourcissements de la peau sur la face ventrale, les déformations des extrémités, les traces de compression que l'on trouve sur la peau au-dessus des malléoles des deux pieds, démontrent que le fœtus a dû subir une pression anormale dans l'utérus et qu'il a été ainsi gêné dans son développement.

Observation XI

O.-A. Peters (Paramaribo). *Nederl. Tijdschr. v. geneeskunde*, 1890, vol. I, nº 16.

Difformité à cause du trop peu de liquide amniotique.

Nous relevons de cette observation :

1º Que l'accouchement fut très rapide ;

2º Que l'enfant naquit, coiffé du placenta, avec la tête inclinée en avant et avec ses jambes étendues contre le ventre ;

3º Qu'il y avait très peu de liquide amniotique. L'enfant n'était pas beaucoup plus petit que d'ordinairement chez les femmes des Indes anglaises. Il pesait 2^{kgr},2 et avait une longueur de 44 centimètres. Seulement la tête et les membres inférieurs étaient déformés. La tête, comme le tronc, donnait l'impression comme s'il avait été empêché dans sa croissance normale et comprimé dans la direction du cerveau à la base du crâne.

Aux jambes on aperçut les faits suivants :

1° Les deux jambes restaient, comme à la naissance, continuellement étendues contre le ventre. Les 2 articulations de la hanche étaient donc en extrême flexion, de sorte que l'extension fut difficile et que les jambes, dès qu'on les lâchait, reprenaient immédiatement leur ancienne position. Dans cette position, les muscles fléchisseurs n'étaient pas tendus, de sorte qu'on pouvait considérer seulement le raccourcissement de ces muscles comme cause. Dans l'articulation droite de la hanche, la jambe était en outre tournée en dehors ;

2° L'articulation du genou était normale à droite. A gauche, genu recurvatum. La flexion de cette articulation était impossible, mais seulement une hyperextension jusqu'à 90°. La rotule gauche, à sa place voulue, était difficile à palper ;

3° A droite on trouvait un pied calcanéen avec une légère attitude en varus ; à gauche un pied calcanéen avec une légère attitude en valgus.

L'étiologie aurait été la quantité trop minime de liquide amniotique.

Observation XII

Schatz. *Arch. f. Gyn.*, XIX, p. 329.

Hydramnios d'un côté et oligo-amnios de l'autre dans une grossesse gémellaire univitelline.

Une femme, présentant une forte distension du ventre, accouche au 7e mois. D'abord naît un garçon, avec beaucoup d'eau amniotique, qui est bien nourri. Le deuxième enfant naquit étroitement enfermé par les membranes, presque sans liquide amniotique. La peau était mince, lâche et sèche. En dehors d'un aplatissement modéré de la tête, on trouvait aux malléoles et aux condyles externes des genoux des ulcérations superficielles de la peau ayant chacune un diamètre d'à peu près 3 millimètres. Ces ulcérations, à cause de leur symétrie et à cause de leur disposition aux endroits les plus saillants vers l'autre jambe, ne pouvaient être expliquées que par ce fait que le fœtus, lors des mouvements des jambes dans la poche amniotique, presque sans liquide et étroitement appliquée, se frottait lui-même aux endroits les plus saillants, jambe contre jambe, de sorte que peu à peu naissaient des érosions qui, à cause des répétitions incessantes des mouvements, ne pouvaient guérir sous de telles circonstances défavorables.

Observation XIII

Balin. *Centralblatt fur Gynaecologie*, 1888, n° 16, p. 257.

Grossesse triple. — Oligo-amnios.

R. Sch..., âgée acuellement de 30 ans, réglée régulièrement depuis l'âge de 15 ans, se maria en 1880 et eut en décembre 1881 une grossesse gémellaire. Les suites des couches furent normales.

En mai 1883, elle eut sans cause une fausse couche de 2 mois. En février 1887, elle fut enceinte pour la 3e fois. Pendant sa grossesse, elle souffrit beaucoup de faiblesse et de dyspnée, accidents qui furent très accusés dans les derniers mois de la grossesse. Son ventre était extraordinairement distendu.

Le 30 novembre, il y eut subitement un écoulement d'une quantité modérée de liquide amniotique. Le 1er décembre survinrent les premières douleurs qui, plus fortes le jour suivant, cessèrent complètement vers le soir. A ce moment, le pouls, petit, battait 100 pulsations par minute. La température était normale. Le ventre était énormément distendu, irrégulièrement développé et un peu douloureux à la palpation. Le fond de l'utérus s'étendit jusqu'à 2 doigts sous l'appendice xiphoïdien. A la palpation abdominale, on trouva une partie fœtale dure, immobile, au détroit supérieur. Plus loin, à gauche, on trouva le dos de l'enfant. A gauche, en haut, on trouva une seconde partie ronde et dure qui sans doute était une tête. A côté de celle-ci, à droite, au fond de l'utérus, se trouvait une autre. Les bruits du cœur s'entendaient à droite et à gauche. Au toucher, on trouva un siège profondément engagé en position gauche antérieure. Le col était complètement effacé. Comme l'accouchement n'avançait pas, on appliqua un lacs. Enfin l'enfant vint au monde et fut rapidement ranimé. C'était une fille bien développée, de grandeur et de poids normaux. Après ligature du cordon, on trouva au toucher une poche amniotique large et pleine dans laquelle ballotta une tête fœtale. A la rupture de la poche, il s'écoula une assez grande quantité de liquide.

La tête s'engagea immédiatement, mais comme les douleurs manquaient toujours encore, on exprima suivant le procédé de Kristeller un garçon de même poids que l'enfant précédent et qui cria aussitôt. Au toucher, on trouva encore une petite tête d'enfant, mobile, étroitement entourée par les membranes. La poche de liquide manqua complètement. Suivant le procédé précédent naquit l'enfant, enveloppé des membranes complètement intactes. Celles-ci furent ouvertes et il ne s'écoula que deux cuillerées à peu près d'un liquide visqueux. L'enfant, une fille, fit aussiôt des mouvements respiratoires superficiels, ne cria cependant pas. Après beaucoup de peine on ne put obtenir que quelques cris, faibles et misérables. L'enfant, bien que bien développé, avait l'aspect d'un fœtus mal nourri, atrophié, petit, né avant terme. Il mourut au 3e jour, tandis que les deux autres se développaient bien et étaient nourris par leur mère.

15 minutes après l'expulsion du 3e enfant, apparurent, grâce au procédé de Crédé, un placenta unique, énorme et toutes les membranes. Les cordons s'inséraient au nombre de trois symétriquement à la périphérie du placenta. L'écoulement sanguin fut insignifiant. Les suites des couches furent normales.

Observation XIV

Mekerttschiantz Centralblatt f. Gynæcologie, 1887, n° 51.

Absence de liquide amniotique.

La femme K... qui s'était mariée en septembre 1881, âgée de 24 ans, avortait au 6e mois de sa grossesse. Le fœtus avait à peine le développement d'un de 5 mois. Pour la 2e fois, elle avorta le 18 janvier 1883 à la fin du 6e mois.

L'auteur trouva les linges secs. Au dire de la sage-femme, il n'y aurait eu déjà la première fois aucun écoulement d'eau. Le fœtus, qui n'avait pas un développement conforme à son âge, ne fit que quelques mouvements respiratoires. Le 3e jour, après l'accouchement auquel la sécrétion lactée causa une légère mais très douloureuse turgescence bilatérale des seins, la femme devint, avec une température de 38°, agitée. Subitement elle se leva et voulut se jeter par la fenêtre. De semblables faits se répétaient plusieurs fois ; ils disparaissaient cependant dans quelques jours grâce au traitement.

La femme K... devint pour la 3e fois enceinte. Ces dernières règles s'étaient montrées du 22-25 août 1883. Elle avait aperçu les premiers mouvements de l'enfant après le 20 décembre. La grossesse fut normale. Au 5e mois, elle sentit pour la première fois une pesanteur au bas-ventre ; elle se leva, alla sur le vase de nuit et perdit tout un pot plein d'un liquide incolore. Elle ne put distinguer si c'était de l'urine ou du liquide amniotique. Ceci se répétait depuis ce moment quatre fois, toujours 2-4 fois dans la même nuit et toujours en moindre quantité, de sorte qu'elle ne pouvait se reposer que vers le matin. L'examen, fait dans l'intervalle, montrait les bruits du cœur très nets à droite de la ligne blanche et à la palpation abdominale des contractions utérines manifestes. Durant une légère bronchite de 15 jours, il s'était montré une fois quelques taches sanguines sur le linge. Alors que la femme n'avait eu aucun écoulement durant deux semaines, il se montra le 23 mars 1884 quelques taches sanguines. Le 25, à 6 heures du soir, commencèrent les douleurs et le 26 à 3 heures de la nuit eut lieu la naissance d'une fille, pas à terme, morte, pas développée pour son temps, avec présentation du sommet, entourée de la poche amniotique intacte, dans laquelle, à l'ouverture artificielle, se trouvaient à peu près 2 cuillerées d'un liquide tenace, visqueux. L'arrière-faix était long de 43 centimètres, large de 10 centimètres. La plus grande partie était mince (environ un demi-centimètre), dur et noueux ; un endroit peu étendu avait une épaisseur de 2 centimètres et était normalement mou. Le cordon était long de 50 centimètres, avait l'épaisseur d'un index et ne portait pas de nœuds. La peau autour de l'ombilic était rouge et devint bleue pendant l'examen. Derrière l'oreille gauche se trouvait un épaississement de la peau.

Les suites des couches furent normales. Aux 3e et 4e jours seulement, lors d'une turgescence modérée des seins par suite de l'apparition de la sécrétion lactée, la température s'éleva peu à peu jusqu'à même atteindre un soir 38°,5. L'accouchée devint très loquace et voulut aussi se lever de temps à autre. Puis elle se plaignit de douleurs dans les jambes, qui disparurent après quelques jours.

L'auteur ne croit pas que le liquide écoulé pendant la grossesse fût de l'eau amniotique, parce qu'il trouva une poche amniotique intacte. En plus, l'eau s'est écoulée à flots ; le liquide amniotique se serait écoulé petit à petit tous les jours jusqu'à la naissance. Ici il n'y aurait eu aucun écoulement pendant les deux dernières semaines.

Bientôt se montra une 4e grossesse. Les dernières règles apparurent le 7 juin 1884. La femme se portait très bien pendant sa grossesse. Après 4 mois elle eut de temps à autre de légères douleurs, qu'elle attribuait à des gaz intestinaux. Au 5e mois elle tomba et éprouva depuis ce moment plus souvent des douleurs au bas-ventre. Les bruits du cœur de l'enfant qui s'entendaient nettement à droite sous l'ombilic cessaient peu à peu. L'auscultation ne donnait que des horborygmes intestinaux. Le ventre diminuait d'une façon étonnante. Deux semaines plus tard, le 7 décembre 1884, donc à la fin du 6e mois, eut lieu l'avortement d'une fille, avec présentation du sommet, morte, pas assez développée pour son âge. Trois jours auparavant il s'était montré un peu de sang dans l'écoulement vaginal, comme aussi durant l'avortement. Sans cela il ne s'est écoulé auparavant pas une goutte d'eau et lors du dégagement du fœtus les linges restaient secs. Aussi, cette fois malheureusement, on n'examina pas l'arrière-faix. Cette fois aussi mêmes phénomènes après l'accouchement.

Dès le 3e jour, maux de tête ; tremblement et perte de connaissance le 4e jour. Lorsque celle-ci revint, elle avait perdu la parole. Le côté gauche et les jambes étaient douloureux. La région malléolaire était légèrement enflée. Le 5e jour, la température atteignit au soir 38°,3 ; le pouls battait 100 par minute, puis descendait peu à peu. L'utérus ne dépassait plus au 6e jour la symphyse pubienne. Mais bien que la malade avait de nouveau après quelques jours toute sa connaissance, sa parole ne revint pas et elle dut de nouveau apprendre la langue russe, tandis que la langue allemande, qu'elle savait parfaitement, n'avait pas besoin d'être apprise.

Observation XV

Lasarewitsch. *Lehrbüch der Geburtshilfe*, 1879, Bd. II, p. 426.

En 1861, dit le Pr Lasarewitsch, j'assistais à Kiew à la naissance de la femme du capitaine Tsch. Des 12 naissances qui avaient précédé, 8 ont été, au dire même de la malade, totalement sèches. A la naissance du 13e enfant je fus étonné de l'absence totale de liquide amniotique. L'accouchement dura 12 heures ; l'enfant était à terme, normalement développé et abondamment couvert de vernix caseosa.

Observation XVI

Tarnier et Budin. *Traité des accouchements*, t. II, p. 294.

Cas d'oligo-amnios.

« Chez une multipare qui accouchait à la Maternité en 1872, on remarqua, aussitôt après l'extraction de l'enfant, que la tête demeurait penchée à gauche, s'appliquant exactement sur l'épaule de ce côté. Lorsqu'on excitait l'enfant, il arrivait cependant à la replacer dans la position normale. La face latérale gauche de la tête avait, dans son ensemble, un aspect réniforme ; la convexité de cette déformation en forme de rein répondait à la périphérie du crâne, au vertex ; la concavité était limitée en avant par le bord inférieur de la mâchoire, et en arrière par l'occipital ; le hile aurait été placé au niveau de l'oreille. En avant de celle-ci, on trouvait une dépression, un enfoncement assez profond qui correspondait au sommet de l'acromion et le recevait exactement. L'oreille gauche était aplatie, mais au niveau de son bord supérieur une portion de l'hélie dépassait l'épaule. Cette partie était gonflée, légèrement violacée, œdémateuse, formant là un petit lobule arrondi, dont l'aspect tranchait sur l'aplatissement du reste de l'oreille. »

Observation XVII

Tarnier et Budin. *Traité des accouchements,* t. II, p. 295.

Cas d'oligo-amnios.

Dans une autre observation, les conséquences du défaut de liquide amniotique étaient plus curieuses encore. Le 9 décembre 1872 à 11 heures du soir accouchait à la Maternité, service de M. le Dr Tarnier, la nommée Marie M..., primipare, âgée de 23 ans. Elle avait eu ses dernières règles du 5 au 10 avril 1872. L'enfant, une fille, mourut après une demi-heure. Elle pesait 2[kgr],620 et mesurait 54 centimètres. Du côté de la cage thoracique existait une déformation singulière : au niveau des régions de l'épigastre et de l'hypocondre droit on trouvait un défoncement, qui persiste après l'enlèvement de la paroi abdominale, grâce à la direction du bord inférieur des côtes. Non seulement les parties molles étaient déprimées et on avait pu constater aisément les battements de la pointe du cœur à ce niveau, mais encore l'extrémité inférieure du sternum était refoulée à gauche et le bord inférieur des côtes du côté droit décrivait une courbe alternativement concave et convexe. En allant du sternum vers le bord droit du tronc, on trouvait d'abord une concavité assez allongée, puis une légère convexité également allongée, enfin une courte concavité. Si on venait à fléchir les membres inférieurs sur l'abdomen, le genou gauche dirigé en dehors, position obtenue avec la plus grande facilité (et la dissection a démontré plus tard qu'une disposition spéciale des muscles de la cuisse la favorisait) on voyait la face plantaire du pied gauche s'appliquer exactement sur ces courbures ; les orteils correspondaient à la plus grande concavité, la région moyenne à la concavité et le talon à la petite concavité. Les 2 pieds et les 2 mains étaient bots. La mère était observée depuis 5 semaines à l'infirmerie de la maternité, où elle était entrée pour une hydrorrhée légère, mais continue. Pendant cette période de sa grossesse les parois abdominales et les parois utérines étaient très résistantes, si bien que par le palper il était difficile de reconnaître quelles parties fœtales se trouvaient sous la main ; on avait cependant affaire à une présentation du sommet en position O. I. D. P. et dans ces cas on trouve aisément, en général, les saillies que font les membres. Lorsque la poche des eaux se rompit, il s'écoula une quantité de liquide si petite que cette rupture passa presque inaperçue ; la malade se sentit seulement un peu plus mouillée. Enfin l'accouchement n'eut lieu qu'après un travail qui avait duré 27 heures.

Il est difficile de savoir si l'oligo-amnios était ici primaire ou secondaire. Malheureusement on ne nous dit rien du liquide qui se serait écoulé en petite quantité tous les jours durant 5 semaines. Impossible donc de savoir si on a ici une hydrorrhée déciduale ou une hydrorrhée amniotique. Quant à nous, nous croyons qu'il s'agit ici d'une hydrorrhée déciduale, puisque les membranes ont dû d'abord se rompre avant que l'accouchement ne pût se faire.

Observation XVIII

Bar et Lamotte. *Bulletin de la Soc. obst. et gynéc.*, Paris, 1891, p. 74.

Note sur un fœtus né vivant qui avait été atteint de tumeur kystique des reins ayant entraîné une anurie absolue, de l'oligo-hydramnie consécutivement à celle-ci des malformations multiples.

La palpation ne permet pas de reconnaître quelle est la présentation. Les parois utérines sont étroitement appliquées sur le fœtus. Au toucher on reconnaît facilement une présentation du siège mode des fesses en S. I. D. T. Le siège est bien engagé. Il n'y a pas de poche des eaux mais les membranes sont intactes. La malade affirme ne pas avoir perdu de liquide amniotique avant son entrée à l'hôpital. Le ballottement céphalique était impossible à obtenir.

La malade accouche assez rapidement. L'extraction de l'enfant est facile mais il n'y a aucun écoulement de liquide amniotique pendant le travail et l'expulsion. L'enfant naît vivant. Les battements du cœur sont peu fréquents, mais forts. Les inspirations sont rares puis diminuent peu à peu. L'enfant succombe trois quarts d'heure après sa naissance.

Aspect de l'enfant. — La paroi abdominale trop grande pour les viscères est ridée, se plisse dans tous les sens et si flasque qu'on peut sentir et saisir à travers elle le foie, les reins.

La base du thorax est élargie transversalement. Les côtes inférieures sont fortement déviées en dehors. L'appendice xiphoïde est saillant. Le diamètre vertical du thorax semble diminué au profit du diamètre transverse de sa base. Dimensions transversales de la base du thorax : 12 centimètres. De l'appendice xiphoïde à la colonne vertébrale : 5 centimètres et demi.

La tête est renversée sur l'épaule droite et la pression, qu'elle exerçait sur cette région fœtale est telle, que dans la région parotidienne se trouve une dépression correspondant à l'acromion qui venait s'y enfoncer. Par suite la face n'est pas symétrique. Elle semble avoir subi un mouvement de torsion autour d'un axe sagittal. L'oreille droite, l'œil de ce côté, les bosses frontale et pariétale droites semblent plus élevés que les parties symétriques du côté opposé.

Les membres inférieurs sont relevés comme dans la présentation du siège, mode des fesses. Les deux membres sont déviés vers la droite et les 2 pieds, qui sont 2 pieds-bots varus, s'appliquent par leur face plantaire, l'un sur la face, l'autre sur la région du pariétal du même côté.

On peut étendre facilement le membre inférieur du côté droit et le ramener dans une situation normale, mais il n'en est pas de même pour le membre inférieur gauche. Si l'on cherche à placer cette cuisse dans l'extension et surtout dans l'abduction, on est vite arrêté par les muscles abducteurs, qui se tendent et semblent trop courts pour permettre ce mouvement.

Autopsie. — On est frappé de la faible quantité de méconium contenu dans le gros intestin qui est presque vide. Estomac vide, ratatiné, rate et foie normaux.

Reins volumineux. Le gauche est long de 9 centimètres, le droit de 10 centimètres reliés par des uretères, filiformes mais perméables, à une vessie qui mesure seulement 5 millimètres à la base du trigone et 2 centimètres et demi de long.

Le cœur est un peu plus gros que d'ordinaire.

Poumons petits, un seul contient de l'air.

L'articulation coxo-fémorale droite est normale. La gauche montre une capsule plus longue que la droite. La cavité cotyloïde n'a pas de profondeur. Ses bords sont sans relief. Le bourrelet de la cavité n'existe presque pas. La tête du fémur plus petite que la droite est aplatie d'un côté et repose par sa face aplatie sur la partie supéro-interne du bourrelet cotyloïdien qui est à cet endroit déprimé pour la recevoir. Ce sont donc des lésions conduisant à une luxation coxo-fémorale.

L'amnios, surtout au niveau de la région placentaire, présente de nombreuses villosités.

Observation XIX

La Torre. *Bullettino della Reale Accademia Medica*, Roma, 1892, Anno XVIII, p. 227.

Un cas d'oligo-amnios.

« Dans les premiers jours de novembre de l'année dernière, j'étais appelé d'urgence dans une maison princière de la rue Porta Salaria pour donner des soins à un enfant, qui venait de naître à peine il y a quelques heures seulement et avec l'urètre non perforé. »

A l'examen l'auteur trouva un fœtus d'une petitesse extrême, pesant à peine 2 000 grammes. La dénutrition était profonde, la peau sèche, extrêmement mince, formée de larges plis ; le visage était tout plissé et ridé, comme celui d'un vieillard mourant de faim. La longueur totale du fœtus n'était que de 43 centimètres.

L'auteur, avant tout préoccupé des organes génitaux, trouva ceux-ci normaux. Le prépuce un peu court ne recouvrait pas entièrement le gland, qui lui aussi était un peu petit. L'urètre fut trouvé normal.

En outre l'auteur trouva les monstruosités suivantes :

Un arrêt de développement de la mâchoire inférieure. Le bord libre des gencives présente des cavités et des reliefs. Les follicules dentaires semblent ne pas exister et à leur place se voient dans la partie antérieure trois ou quatre saillies acuminées et dures. D'autres excroissances se rencontrent sur les bords latéraux de la langue.

Chaque main porte 6 doigts. Les doigts surnuméraires se trouvent à la base des petits doigts ; ils sont bien conformés et libres dans tous leurs mouvements.

De chaque côté l'index et le médius sont adhérents jusqu'à la moitié de leur hauteur. C'est la peau seule qui constitue l'adhérence.

Aux pieds chaque orteil est double, mais la division seule est indiquée.

Les tibias et les pieds sont fortement déformés. L'un des pieds est dévié en dedans et forme avec la jambe un angle droit. Sur la malléole externe se voit une escarre par suite des frottements et des contractions utérines ; le liquide amniotique aurait au dire de la mère presque complètement manqué.

Celle-ci, âgée de 19 ans, primipare, forte, robuste, issue d'une bonne famille, sans antécédents héréditaires intéressants, a été réglée la première fois à l'âge de 13 ans. Elle n'a jamais été malade, les règles ont toujours été régulières.

Ce qui frappa, pendant la grossesse, c'était le peu de développement du ventre. Au commencement personne ne voulait croire à une grossesse, et à la fin le ventre avait à peine le développement d'une grossesse de 4 à 5 mois.

L'accouchement fut très pénible. La dilatation de l'orifice du col utérin ne commença qu'après plusieurs jours de vives souffrances. On ne constata pas de poche amniotique. La tête fœtale serait restée toute une journée dans la cavité pelvienne appuyant sur le périnée sans avoir pu progresser. Les contractions utérines auraient complètement cessé et le fœtus n'aurait été expulsé qu'à force de contractions volontaires des muscles abdominaux. Il ne s'écoulait après l'expulsion de l'enfant que deux cuillerées à peu près d'une substance gélatineuse, blanchâtre, pareille mais plus épaisse que l'albumine de l'œuf.

La délivrance eut lieu 15 minutes après l'accouchement. Le placenta et les membranes n'ont pas été examinés.

Observation XX

Cosentino (Palerme). *Arch. di. ost. e. gin.*, 1894, nos 2 et 3.

Oligo-hydramnios et monstruosité.

Chez une primipare bien portante, âgée de 20 ans, s'était écoulé si peu de liquide amniotique, que la sage-femme prenait une masse molle, entourée d'une membrane tendue, et remplissant le bassin après un travail de 24 heures, pour la poche amniotique. Elle la ponctionna et aussitôt après se montrèrent hors de la vulve les intestins de l'enfant. A l'admission à la clinique on trouva à côté des intestins une présentation de l'épaule gauche (celle-ci était mobile au détroit supérieur ; l'enfant n'était pas à terme). On essaya mais en vain la version psodalique, puisqu'on arriva toujours sur une extrémité qui donnait la sensation d'une main ; c'est pourquoi on fit la version céphalique et qu'on dégagea la tête à l'aide du forceps. Très peu de liquide amniotique s'écoula ensuite et peu après apparut le placenta arrondi, déprimé, atrophié, pesant 350 grammes. Suites de couches normales. L'enfant mort, sirénomèle, avait une colonne vertébrale estropiée et déformée, un spina bifida et une éventration. Absence complète des organes génitaux externes, comme de la vessie, des uretères et du rein gauche. Le rein droit avait les dimensions d'un haricot. L'intestin était rempli de méconium, mais finissait en cæcum.

Observation XXI

W. W. Jaggard. *Centralblatt*, 1894, n° 30, p. 731.

Un cas d'oligo-hydramnios.

Multipare, âgée de 32 ans, bien portante, intelligente, ayant déjà eu 3 grossesses. Les 3 enfants bien portants ont 13, 10 et 5 ans. Pas de fausses couches. 4e grossesse normale à terme, dans laquelle la femme avait beaucoup à travailler. Ventre peu distendu. Le dégagement de la tête n'a lieu qu'après une incision de la membrane amniotique tenace et immédiatement appliquée sur lá tête fœtale.

Pas le moindre écoulement de liquide amniotique pendant la grossesse comme pendant et après la naissance de l'enfant. L'enfant vivait à peu près une heure. Il était abondamment couvert de vernix caseosa et d'une substance épaisse, visqueuse et gélatineuse.

Le placenta, qui apparut bientôt après, comme le chorion, ne firent voir aucune anomalie. Mais la membrane amniotique était extraordinairement tenace et complètement intacte, à part l'incision faite à la naissance. Elle contenait à peu près 30 grammes de cette même substance épaisse et gélatineuse, dont était couvert l'enfant, cependant aucune goutte de liquide amniotique. Il s'écoulait durant l'accouchement au plus 60 centimètres cubes de sang.

Suites de couches normales.

L'autopsie de l'enfant donnait les résultats suivants :

1° Une vessie énormément dilatée, contenant 23 centimètres cubes d'un liquide incolore ; rein droit cystique et l'urètre complètement oblitéré au niveau du ligament triangulaire ;

2° Absence du rectum, anus imperforé ;

3° Luxation congénitale des deux branches ; pieds bots typiques ;

4° Absence complète du sterno-cléido-mastoïdien gauche, tandis que le droit est bien développé.

Observation XXII

E. Apert, interne des hôpitaux. *Bulletin de la Soc. anatom*, décembre 1895, p. 772.

Malformations congénitales multiples (ankyloses, fractures, enfoncement du thorax, éventration, mains botes, pieds bots) causées par la compression utérine dans un cas d'oligo-amnios.

Description de l'enfant.

Le crâne est bien conformé, les fontanelles et les sutures sont normales.

Le bout du nez est aplati et dévié vers le côté droit ; à part cela la voûte et le voile du palais, la langue, les gencives sont bien conformés ; les oreilles sont normales.

La colonne vertébrale décrit une courbe à concavité droite et postérieure. Les mouvements sont très limités dans toute la partie qui correspond au tronc, en sorte qu'on ne peut pas redresser complètement l'enfant ; au cou, les mouvements de flexion, d'extension et de latéralité sont plus étendus, mais dans sa position ordinaire la tête est renversée en arrière et continue la courbe décrite par le rachis.

Le thorax est considérablement déformé. Sur sa face antérieure le plastron chondro-sternal est repoussé en arrière et forme une gouttière profonde. Latéralement la moitié droite du thorax est aplatie et repoussée en avant ; la moitié gauche au contraire forme une voussure saillante en arrière au niveau de l'angle costal. Il y a donc comme une déformation oblique ovalaire du thorax.

Dans la position naturelle de l'enfant le membre supérieur gauche est relevé en haut et en avant; le bras est horizontal et se loge sur la partie gauche du cou, de telle sorte que le coude vient en contact avec le menton.

Les mouvements de l'épaule pour déplacer le bras sont très limités et, dès qu'on laisse le bras à lui-même, il revient à sa position première et vient se placer entre le maxillaire inférieur en haut, la clavicule en bas, décrivant un quart de cercle autour du cou. L'adaption est d'autant plus complète que l'humérus présente à l'union de son tiers supérieur avec ses deux tiers inférieurs une fracture consolidée à angle obtus; c'est cette forme angulaire de l'humérus qui permet au coude de venir en contact avec le menton.

L'avant-bras gauche, dans sa position naturelle, descend verticalement au-devant du sternum et se loge dans la gouttière que nous avons signalée au-devant du thorax. Les mouvements du coude sont très limités (environ 20 à 30°). Les mouvements de pronation et de supination n'existent pas, les 2 os de l'avant-bras semblent soudés l'un à l'autre.

La main est relevée à angle aigu le long de l'avant-bras et se loge à sa droite dans la gouttière sternale, le pouce en avant et la paume regardant à gauche et engainant la partie inférieure de l'avant-bras. Les mouvements de la main sur l'avant-bras sont très limités et dans l'extension la plus complète, la main fait avec l'avant-bras un angle d'environ 45°.

Les doigts sont très allongés, mais bien conformés.

Le bras droit est accolé à la face droite du thorax et vertical. L'avant-bras droit est relevé le long du bras en avant et en dehors de lui. La main droite s'applique sur la joue droite qu'elle empaume. Elle est en hyperextension, presque à angle droit avec l'avant-bras. Il est impossible de la ramener dans la rectitude; de même les mouvements du coude et de l'épaule sont très limités.

L'abdomen est déformé; les viscères semblent refoulés à

gauche, d'abord par le fait de la scoliose à concavité droite, puis parce que les membres inférieurs repliés viennent appuyer sur le côté droit de l'abdomen ; il existe à ce niveau une large hernie ou plutôt une éventration ; la peau est mince à ce niveau et on voit au travers en haut la rate, en bas les intestins, suivant les mouvements de la respiration.

Le pénis est normal, le scrotum vide de testicule, l'anus bien conformé.

Quant aux membres inférieurs les cuisses sont en flexion complète sur le tronc ; elles sont en outre déviées vers la droite en masse, avec le bassin lui-même, par suite de la scoliose à concavité droite. La cuisse droite présente en son milieu une fracture du fémur, consolidé à angle obtus regardant l'abdomen.

Les jambes sont fléchies sur les cuisses de telle sorte que les talons viennent en contact avec les fesses. Elles ne sont pas complètement immobilisées dans cette position, on peut défléchir les jambes jusqu'à un angle voisin de l'angle droit. Les articulations du genou sont, avec celles du cou, celles qui ont conservé les mouvements les moins limités.

Les pieds sont bizarrement contournés et de telle sorte que le bord interne du pied se relève le long du tibia, le gros orteil étant en contact avec la face interne de la jambe, la paume regardant en arrière et le dos du pied en avant.

Dans la position fléchie des jambes, la plante du pied gauche embrasse l'ischion du côté droit ; la jambe droite, au contraire, passe sur un plan antérieur à la jambe gauche, en sorte que la plante du pied droit vient engainer la moitié inférieure de la face antéro-externe de la jambe gauche. Toutes ces parties, dans la position fléchie des jambes, s'emboîtent l'une l'autre de façon qu'il n'existe plus de vide entre elles. Les pieds sont immobiles dans leur position, les mouvements des articulations tarsiennes étant nuls. Les orteils sont bien conformés.

L'enfant présente en outre sur la face deux nævi vasculaires plans, occupant l'un la paupière supérieure gauche, l'autre le lobe du nez, la narine gauche et la moitié gauche de la lèvre supérieure.

Ce qui frappe, c'est que toutes ces anomalies ont pour résultat un emboîtement réciproque des différentes parties du corps, pour amener celui-ci à occuper le plus petit volume possible. Il semble que l'enfant ait été soumis à une pression concentrique qui a fait pénétrer les parties les plus résistantes dans les parties les plus molles et qui a même amené la fracture des 2 os longs. La cause de cette compression utérine, c'est l'absence presque complète de liquide amniotique. Cette supposition a été vérifiée par le dire de la mère qui a en effet perdu très peu d'eau pendant sa couche.

La mère a eu 9 grossesses. Les deux premières se sont terminées à 5 et 6 mois par l'expulsion d'enfants morts ; la troisième à terme par la naissance d'un garçon aujourd'hui âgé de 18 ans et très bien portant. Ces trois premières grossesses ne sont pas du même père que les suivantes.

Le 4e enfant est né à 7 mois ; il portait sur la nuque une loupe volumineuse, presque aussi grosse que la tête elle-même (vraisemblablement un méningo ou un encéphalocèle). Cet enfant est mort quelques jours après sa naissance.

Quatre autres enfants sont nés ensuite à terme ; ils sont tous vivants et bien portants.

Elle-même est bien portante, sauf des maux de tête violents et fréquents. Elle a actuellement 40 ans. Son mari, 45 ans, est très bien portant. La dernière grossesse, celle qui a donné naissance à l'enfant décrit, n'a d'abord présenté rien de particulier, mais le ventre était moins fort que dans les autres grossesses et jamais la mère n'a senti remuer l'enfant. A aucun moment dans sa grossesse elle n'a perdu d'eau, ni de sang : il n'y a eu aucune menace de fausse couche. Le 24 septembre, au terme de 8 mois un quart, elle a été prise de douleurs, s'est mise au lit et a perdu une petite quantité d'eau.

L'accouchement ne se termina que 2 jours après ; l'enfant présentait le côté ; la sage-femme pratiqua avec beaucoup de difficulté la version, quoique l'enfant fût très petit. Puis elle dut faire la délivrance artificielle, le placenta étant très adhérent. Les suites de couches furent normales. Le lendemain de sa naissance, l'enfant était amené aux Enfants-Malades et reçu dans le service de M. Brun qui, au bout d'un mois, le fit passer dans le service de M. Grancher (suppléé par M. Marfan). A l'âge d'un mois cet enfant ne pesait que 1 555 grammes (il était hypothermique, 36°). Il tetait bien et augmenta d'abord de poids. Mais il fut pris de broncho-pneumonie et mourut à l'âge de 6 semaines.

La famille s'opposa à l'autopsie complète.

Les viscères, en dehors des lésions classiques de la broncho-pneumonie, étaient normaux et ne montraient absolument pas de lésions syphilitiques.

Observations XXIII et XXIV

Pastore. *Riforma medica*, 10 novembre 1900.

L'olig-amnios considerato come fattore di procidenza del cordone e di sofferenze fetali.

Donna di 21 anno, con gravidanza nella 2° quindicina del IX mese. Rachitica, con bacino totalmente e regolamente ristretto. CV: 7 cm. Entrò in clinica in travaglio di parto. Notavasi presentazione di vertice, testa mobile, sacco integrò con procidenza di una grossa ansa del funicolo. Temp. 37°,9. Stante la scarsezza delle acque, il sacco durante le contrazioni più che dal liquido, é distezo dal cordone procidente. A 4 cm. di dilatazione, notandosi delle sofferenze fetali, viene praticato il taglio cesareo, ch' era già previsto per la grave viziatura pelvida. Guarigione. Feto vivo.

Donna di 45 anni con gravidanza nella 2° quindicina del IX mese. Bacino viziato pseudo-osteomalaccio con notevole spessore della Branca orizzontale del pube e prominenza esagerata della spina di esso. CV: mm. 55-60. Estremo cefalico mobile allo stretto superiore. Messasi in travaglio, a tre cui di dilatazione si riscontrano le membrane integre con acque scarsissime e procidenza del funicolo. Stante le sofferenze fetali manifeste e la grave viziatura pelvica viene practicato il taglio cesareo. Guarigione, feto vivo.

Observation XXV

O. Macé. *Bulletin de la Soc. d'Obst. de Paris*, 1901, p. 75.

Oligo-amnios. Déformation de la tête fœtale. Paroi abdominale plissée en tous sens. Fistule urinaire ombilicale.

L'enfant est né dans le service du Pr Budin, le 4 février 1901. Il pesait à sa naissance 2kgr,450 grammes, et son placenta 470 grammes. La grossesse fut normale. Pendant le travail on fut frappé par l'application exacte de l'utérus sur l'enfant et par l'état de la poche des eaux qui était très plate. A la rupture artificielle de la poche des eaux lors de la dilatation complète, il ne s'écoula qu'excessivement peu de liquide. Derrière l'enfant, après son expulsion, la quantité de liquide était aussi très modérée.

L'enfant présente des sillons, des plis transversaux et verticaux qui rident toute sa paroi abdominale; on constate, un peu au-dessous du pubis, l'existence de 2 petits bourgeons, réunis par un pont d'apparence cicatricielle, et l'on est frappé de l'état étalé de l'abdomen. Le cordon plonge à travers la paroi abdominale; il n'existe pas de bourrelet cutané ombilical.

L'enfant, du sexe masculin, présente une verge d'aspect bien développé; il est atteint de cryptorchidie.

La face montre une asymétrie très prononcée qui, à première vue, fait penser à de l'hémiatrophie. Le frontal gauche est aplati, le côté droit de la face est moins saillant que le gauche et reporté tout entier à gauche. Le maxillaire inférieur est bien asymétrique, la branche gauche est normalement développée, la branche droite présente une épaisseur normale, mais est déviée, sa face externe regarde non pas franchement en dehors, mais en dehors et en haut. Front et yeux normaux.

Pendant le séjour de la mère à l'hôpital l'enfant s'est bien développé. Il a cependant attiré l'attention sur deux points :

1° L'enfant porte une rate très volumineuse, tandis que le volume du foie est normal;

2° Pendant les 12 jours de séjour à la clinique, l'urine a coulé par l'ombilic, et le cathétérisme de l'urètre a permis de constater qu'il existait à 4 centimètres et demi, dans la région membraneuse, une oblitération complète de l'urètre qui, à ce niveau, se termine en cul-de-sac.

Disons encore que la chute du cordon fut un peu retardée, mais se fit sans accident et laissait à sa place la fistule urinaire par laquelle l'enfant urinait spontanément et par regorgement, pour ainsi dire.

ÉTUDE DE L'OLIGO-AMNIOS

Il y a oligo-amnios toutes les fois que les membranes de l'œuf renferment une quantité de liquide moindre qu'elles n'en devraient contenir normalement. Comme cette quantité normale peut varier, suivant les travaux de Fehling et de Bar, de 250 grammes à un kilogramme, comme elle varie considérablement suivant les personnes et suivant les différents accouchements chez une même femme, il ne nous est pas possible de fixer la limite où commence l'affection qui nous occupe. Nous n'hésitons cependant pas à dire que si pour un fœtus d'un poids de 3^{kgr},250, le liquide amniotique est inférieur à 300 grammes, il y a oligo-amnios.

Or, il se présente deux cas. Tantôt les membranes sont intactes, et durant toute la grossesse il ne s'est pas écoulé une goutte d'eau amniotique. Celle-ci cependant se trouve en quantité insuffisante dans la poche amniotique. Il y a oligo-amnios primaire.

Tantôt, au contraire, les membranes sont perforées : le liquide amniotique s'écoule continuellement et par suite se trouve en quantité insuffisante dans la poche amniotique. Il y a oligo-amnios secondaire.

Disons cependant de suite que l'oligo-amnios secondaire est un fait normal. Comme les membranes se rompent spontanément, avant l'expulsion du fœtus, il y a forcément un instant où l'enfant n'est plus baigné par le liquide amniotique. Ceci est un fait naturel, Mais il arrive qu'à la suite d'un traumatisme quelconque, les membranes se rompent prématurément. Autrefois on croyait que la fausse couche ou l'avortement était dès lors immédiatement nécessaire et l'on mettait tout en œuvre pour hâter l'expulsion du fruit. Actuellement on agit tout autrement; on institue un traitement qui a justement pour but de retarder cette expulsion. Et ainsi on arrive à observer des cas où les membranes sont rompues dès le 3e, voire même 2e mois, où la grossesse cependant continue et où l'enfant vivant, bien que chétif et très faible, est expulsé presque à terme. Il y a même plus : les membranes cessent de croître. L'enfant, lui, continue de grandir, de sorte qu'à un moment donné, devenu trop volumineux pour la poche qui devait l'envelopper, il s'échappe par l'orifice par lequel s'écoulait déjà le liquide amniotique et va se loger dans la cavité utérine, entre les membranes et la paroi de la matrice, relié au placenta par le cordon ombilical, soutenu par le segment inférieur de l'utérus et son col qui ne lui permettent pas de descendre davantage. Alors on assiste à ces faits curieux et extrêmement rares de grossesse extramembraneuse, où il y a forcément de l'oligo-amnios et où à l'accouchement, à côté d'un enfant de 2 à 3 kilogrammes, on trouve une poche amniotique rudimentaire pouvant contenir à peine 200 à 300 grammes de liquide. Ces faits ont formé le sujet d'une thèse très intéressante soutenue en 1899 par M. le Dr E. Glaize. L'auteur rapporte 6 observations.

La 5e est une observation de grossesse gémellaire présentée par M. le Dr Bar à la Société d'obstétrique de Paris le 6 avril 1898, dans laquelle les 2 fœtus avaient une poche commune, mais où il n'y avait pas d'insuffisance de liquide amniotique par suite de la non-perforation de la paroi externe de l'œuf. La 7e observation a été présentée par MM. Bonnaire et Maury à la Société d'obstétrique de Paris le 4 novembre 1900.

Voici en quelques mots cette observation (Obs. XXVI).

La femme P..., âgée de 22 ans, quintipare, examinée à son admission dans le service de l'hôpital Lariboisière le 9 novembre 1900, était enceinte de 5 mois environ. Dès le début de sa grossesse, elle avait eu des pertes continues, tantôt sanguines, tantôt séro-sanguinolentes. A l'examen, on trouve les parois abdominales fortement appliquées sur les parties fœtales et on ne constate pas de ballonnement abdominal. On porte le lendemain le diagnostic d'une hydrorrhée complexe, constituée par un mélange de suintement amniotique, de sang et de liquide provenant de la caduque. Le 11 novembre dans la soirée, la femme est prise de douleurs et à minuit elle expulse un fœtus, en présentation du siège, qui succombe presque aussitôt après la naissance. Son poids est de 720 grammes. La délivrance naturelle a lieu 15 minutes après; le placenta pèse 230 grammes. Il est largement bordé. Les membranes, déplissées, sont à peine suffisantes pour former une calotte à la tête fœtale. Elles ne sont pas déchiquetées. Suites des couches normales.

Enfin, une 8e observation a été présentée par M. le Dr L. Dubrisay à la Société d'obstétrique de Paris, le 21 mars 1901 (Obs. XXVII).

Une multipare de 28 ans ayant déjà eu 3 grossesses normales et une fausse couche, devient pour la 5e fois enceinte en août 1900.

Les dernières règles viennent du 1-5 août 1900. Le 15 septembre survient un léger écoulement sanguin, fort peu abondant, qui ne dure que quelques jours. Après un chute dans un escalier, vers le 5 ou 6 octobre, elle commence à perdre, quelques jours après, du sang. Ces pertes cessent rapidement à la suite d'un traitement approprié.

Mais le 10 novembre, nouvelle hémorragie s'accompagnant de perte d'eau. Depuis cette époque, malgré le même traitement, la malade n'a pas cessé un seul jour de perdre un mélange d'eau et de sang, et c'est ainsi que l'auteur l'a vue le 10 janvier 1901. A l'examen, on trouve un utérus de 5 mois environ, accolé sur le fœtus. En aucun point on ne trouve de ballottement. Cependant une petite tête semble se trouver en haut et à gauche, un plan plus résistant à gauche, les petits membres à droite. La malade sent très bien remuer depuis 3 semaines environ et à l'auscultation on perçoit nettement les bruits du cœur sur la ligne médiane. Par le toucher, on sent un col déchiré par lequel s'écoule un liquide séro-sanguinolent ; l'orifice interne est déhiscent et en arrière, sans interposition de membranes, on arrive sur une petite partie fœtale qui paraît être un siège. Les phénomènes continuent pendant tout le mois de janvier. Les premières douleurs se montrent du 11 au 12 février. L'enfant se présente en S. I. G. A. et n'est expulsé que le 13 février à 6 heures du matin. Il avait succombé pendant le travail. C'est une fille pesant 1^{kgr},400. Une demi-heure après vient le placenta, lourd de 440 grammes, présentant sur la face utérine des caillots récents et anciens. Sur la face fœtale, il est bordé et présente une cavité ovulaire rudimentaire pouvant contenir à peine 200 grammes de liquide. Le bord libre des membranes est un peu épais et on y constate la soudure du chorion et de l'amnios. Les suites de couches ont été parfaites.

Dans tous ces cas d'oligo-amnios secondaire, les symptômes que présente la mère sont les mêmes que ceux de l'oligo-amnios primaire, avec cette différence toutefois que dans le premier cas la femme aura tous les jours un léger écoulement séreux, qui ne cessera que lors de l'expulsion de l'enfant. En un mot, dans l'oligo amnios secondaire, nous trouvons un symptôme de plus, qui est l'hydrorrhée amniotique. Le fœtus lui-même devrait présenter toutes les déformations caractéristiques de l'oligo-amnios primaire ; or, chose véritablement étonnante, dans les 7 observations de grossesse extramembraneuse simple, dans ces 7 observations où le fœtus a dû subir plus longtemps que dans tous les autres cas d'oligo-amnios secondaire, l'effet de la compression utérine et des muscles abdominaux, nous ne trouvons aucune déformation, soit du tronc, soit des membres de l'enfant. Dans l'observation IV de cette même thèse, nous ne notons qu'un simple aplatissement au niveau du pariétal antérieur, causé non pas par l'oligo-amnios, mais par suite de la présentation du siège en S. I. D. P. Peut-être pourrions-nous voir la cause des déformations plastiques gravidiques dans ce fait, que le fœtus se développe peut-être tout ou partie dans le segment inférieur de l'utérus, dont les parois sont dénuées de consistance.

En un mot, en dehors des différences signalées, les symptômes de l'oligo-amnios secondaire sont les mêmes que ceux de l'oligo-amnios primaire. Nous n'étudierons que ces derniers pour éviter des répétitions superflues.

En relisant les 25 observations d'oligo-amnios primaire que nous avons pu recueillir, nous constatons de suite 2 ordres de symptômes ou signes ; les uns sont présentés par la mère ; les autres sont propres au fœtus.

En général, la grossesse compliquée d'oligo-amnios

est plus pénible. La femme souffre davantage, parce que les parties fœtales sont en contact avec la paroi abdominale. Cependant l'utérus n'est pas aussi insensible qu'on a voulu le dire, car lorsqu'on constate une douleur localisée au fond de l'utérus à la partie profonde de l'épigastre dans le cas de siège ou de la tête, il n'est pas possible d'attribuer à la paroi abdominale une douleur à foyer aussi profond, comme le fait remarquer M. le Dr Bonnaire. Ces femmes se plaignent des mouvements intra-utérins de l'enfant, qui peuvent devenir très douloureux (Obs. VI). Si la tête se trouve encore au fond de l'utérus, il est quelquefois impossible d'y rechercher le ballottement céphalique, tant la région est endolorie. Dans l'observation I la mère nous affirmait d'y sentir continuellement comme de fortes piqûres d'aiguilles.

Mais ce qui frappe surtout, c'est le peu de développement du ventre. Au commencement, la grossesse peut absolument passer inaperçue. Bien plus, dans l'observation XIX, la famille refusait dans les premiers mois de croire à ce que la femme était enceinte. Puis durant les mois qui suivent, l'abdomen grossit d'une façon si lente et si minime que la mère en est frappée et s'inquiète (Obs. I). Arrivée au terme de la grossesse on ne croit palper qu'un utérus gravide de 6 mois, voire même de 4 à 5 mois (Obs. XIX).

Ce ventre d'ailleurs est irrégulier. Au lieu de dessiner dans les intervalles des contractions utérines un globe régulier, sans bosselures, ovalaire à 2 pôles, l'un se dirigeant vers l'appendice xiphoïde, l'autre se retrouvant au-dessus de la symphyse pubienne, l'abdomen d'une femme atteinte d'oligo-amnios a absolument l'aspect comme si l'utérus est continuellement contracté. Ici et là on trouve quelques saillies, correspondant tantôt à la tête, aux épaules, au siège, tantôt aux petites extrémités.

La palpation est extrêmement difficile. Nulle part on ne trouve de ballottement, nulle part de fluctuation. Tout est dur. L'utérus est comme accolé au fœtus (Obs. XXVI) comme un maillot trop serré ou comme un costume de bain au sortir de l'eau. Le diagnostic est parfois absolument impossible (Obs. II) et ne pourra être fait qu'à l'aide de l'auscultation et du toucher.

Le doigt introduit dans le vagin ne trouve pas, lors de la dilatation du col, de poche amniotique. Tantôt seulement très plate, elle est le plus souvent complètement absente, et l'amnios s'applique étroitement à la partie fœtale qui se présente. Dans l'observation XX, la sage-femme, croyant ponctionner la poche des eaux, perfora la paroi abdominale de l'enfant, qui avait donné cette même sensation d'une masse molle, entourée d'une membrane tendue et aussitôt les intestins de l'enfant se montrèrent hors de la vulve.

Cette absence de la poche amniotique est certainement pour beaucoup dans les difficultés parfois très grandes de l'accouchement. Celui-ci est ordinairement plus long et bien plus pénible. Le travail fut de 8 heures seulement pour une multipare dans l'observation I, de presque 2 jours pour une primipare dans l'observation IV. Nous trouvons la même durée pour une primipare de l'observation VIII, 27 heures pour une primipare de l'observation XVII et 30 heures à peu près pour une grande multipare de l'observation XXVIII. Ne nous rappelons-nous pas d'ailleurs que les Anciens redoutaient l'écoulement prématuré du liquide amniotique et qu'ils considéraient comme dystociques les « couches sèches ».

Les difficultés de l'accouchement sont encore augmentées par les présentations vicieuses de l'enfant. Nous trouvons pour les 7 grossesses extramembraneuses, où il y eut de l'oligo-amnios, 5 sièges et 2 sommets. Sur les 20 cas d'oligo-amnios primaire où le mode de présentation est indiqué, nous trouvons 13 sommets, 4 sièges et 3 épaules; c'est-à-dire rapporté à 100, nous constatons 65 pour 100 de sommets, 20 pour 100 de sièges et 15 pour 100 d'épaules, tandis que normalement il n'y a qu'une présentation de l'épaule sur 125 accouchements et 1 siège sur 30 accouchements à peu près. Cela fait donc dans les cas d'oligo-amnios primaire 1 siège sur 5 accouchements. Rien n'est plus commun que d'observer des présentations du siège et de l'épaule. Nous pensons que l'interprétation à donner à cette anomalie est la suivante: jusqu'au 6e et 7e mois, le fœtus affecte dans l'utérus, par nécessité de l'accommodation, l'attitude de la présentation du siège. Dans le dernier trimestre de la grossesse, dans 96 pour 100 des cas il fait « la culbute ». Mais cette évolution n'est possible qu'à la condition que le logement utérin soit assez spacieux, assez souple dans ses parois; il faut, en d'autres termes, qu'il y ait une quantité de liquide amniotique suffisante pour que le grand axe de l'ovoïde fœtal puisse basculer à travers la circonférence équatoriale de l'utérus. Toute tentative de bascule est-elle impossible, c'est la présentation du siège, et celle-ci est le plus souvent irréductible artificiellement. Le fœtus est-il enclavé au niveau de cette circonférence, alors qu'il n'a fait qu'une demi-bascule, c'est la présentation de l'épaule.

En plus Pastore tiendrait les procidences du cordon pour fréquentes dans l'oligo-amnios. Il nous cite 2 observations (XXIII et XXIV) dans lesquelles il note ce fait. Nous avons malheureusement affaire ici à des bassins fortement viciés, de sorte que nous serions plus tentés d'incriminer les malformations du bassin que l'oligo-amnios, surtout qu'aucune des autres observations, où le squelette de la mère était bien conformé, n'en parle.

Quant aux enfants, ils sont tous petits. Pas un n'arrive au poids de 3 kilogrammes. Dans l'observation I, le fœtus ne pèse que 1kgr,250, mais il n'était certainement pas à terme. Dans l'observation VII, nous trouvons un enfant de 2kgr,750. Dans l'observation XVII, l'enfant ne pèse que 2kgr,620, et ce poids descend à 2 kilogrammes dans l'observation XIX.

Tous paraissent avoir souffert. L'enfant de l'observation XIX, avec son visage tout plissé et ridé, a l'aspect d'un vieillard mourant de faim. Dans l'observation VII, il a l'air d'être atteint d'athrepsie et avoir été privé de nourriture. Dans l'observation IV, il est comme brûlé par le soleil. La plupart des auteurs insistent sur ce fait que la peau de l'enfant est ridée, plissée, parfois très amincie et lâche, à d'autres moments coriace. Çà et là, aux points saillants, elle est épaissie, calleuse et forme des sortes de cors (Obs. X). A d'autres moments, on trouve des ulcérations superficielles (Obs. XII), et ces ulcérations symétriques, situées aux points les plus saillants, témoignent de la compression et des frottements auxquels ces régions de l'enfant ont été exposées.

Bien plus, certaines parties du corps ne peuvent arriver à leur développement complet, empêchées qu'elles en sont par l'amnios qui s'applique trop étroitement sur elles. Dans l'observation XIX, nous constatons un arrêt de développement de la mâchoire inférieure. Dans l'observation I, on note une exentération partielle due à l'arrêt localisé dans la réunion des lames ventrales. L'enfant de l'observation XXI n'a pas de sterno-cléido-mastoïdien gauche. Dans plusieurs observations, on trouve l'absence complète des organes génitaux externes. On constate les imperforations de l'anus et de l'urètre spongieux, lésions qui pour nous sont certainement produites par l'oligo-amnios.

Nous n'avons pas trouvé dans nos observations des amputations des doigts, des adhérences et des brides amniotiques sur lesquelles certains auteurs ont tant insisté. Ces troubles trophiques présentés par le fœtus constituent le point qui nous a semblé offrir le plus vif intérêt. Pourquoi ce développement incomplet? Est-ce parce que cet œuf taré, qui ne produit pas de liquide amniotique, est vicié originairement dans ses éléments fœtaux comme dans ses éléments annexiels? L'arrêt de développement serait alors un fait purement tératologique. L'enfant se développe-t-il mal, parce que le liquide amniotique doit jouer le rôle d'aliments? L'enfant meurt littéralement de faim (cas de Lomer). Est-ce que parce que tous ces tissus sont uniformément étranglés par la compression de l'utérus qui ne peut s'épandre? Voilà autant d'hypothèses que nous présentons, tout en reconnaissant qu'il ne nous est pas permis de faire sélection entre elles.

Non moins curieuses que les précédentes sont les déformations produites par la compression anormale, à laquelle l'enfant est exposé durant la vie intra-utérine. Toutes ces déformations ont pour résultat un emboîtement réciproque des différentes parties du corps, pour amener celui-ci à occuper le plus petit volume possible. Il semble que l'enfant ait été soumis à une compression concentrique qui a fait pénétrer les parties les plus résistantes dans les parties les plus molles. La cause de cette compression utérine, c'est l'absence presque complète de liquide amniotique. Les têtes fœtales sont aplaties et inclinées tantôt en avant, tantôt sur un des côtés latéraux, et à ce point comprimées, qu'on trouve nettement sur elles les empreintes de l'épaule et de l'acromion correspondants (Obs. XVI). Les corps mêmes des fœtus sont creusés de gouttières profondes, siégeant tantôt au niveau du sternum, tantôt plus bas sur les côtes inférieures et produites par la pression violente d'un membre, dont elles prennent d'ailleurs la forme (Obs. XVII et XXII). Les viscères sont refoulés par la même cause (Obs. XXII). La colonne vertébrale est déviée et montre tantôt une cyphose, tantôt une scoliose (Obs. I), compliquée ou non de courbures de compensation, pouvant amener des déformations du bassin. Quelquefois même, celles-ci existent seules et les 2 ilions sont rapprochés l'un de l'autre par suite de la pression qui s'exerce sur eux. Parfois le bassin offre la déformation à type oblique ovalaire du détroit supérieur (Obs. II). Les membres montrent les incurvations les plus extraordinaires. Çà et là ils sont fracturés pour mieux s'appliquer sur le corps comprimé (Obs XXII), ou bien ils sont en train de se luxer (Obs. XVIII). Tantôt on trouve des luxations de l'épaule et de la hanche qui parfois sont bilatérales. Dans presque tous les cas on note des mains botes, des pieds bots, des pieds en varus ou en valgus. Rien n'est plus fréquent, il est vrai, que de voir après un accouchement normal, alors même que le liquide amniotique existe en quantité suffisante, une déviation des pieds en talus, quelquefois même en talus valgus, sans qu'il y ait des lésions ostéo-articulaires, des contractures ou paralysies musculaires. Nous savons que ces déviations sont produites par l'attitude pelotonnée forcée du fœtus, qui dans la cavité utérine affecte la même position que le tailleur assis sur sa table. Ces déviations disparaissent presque toujours au bout de 24 heures et nécessitent aucun traitement. Il n'en est pas ainsi dans l'oligo-amnios. Ici ces déviations sont infiniment plus accusées et peuvent se compliquer de contractures, de paralysies, voire même de rétractions musculaires ou encore de lésions osseuses et articulaires. Elles sont tenaces et peuvent ne disparaître qu'au bout de quelques semaines à la suite d'un traitement approprié qui, le plus souvent, est le massage. Parfois les membres inférieurs sont soudés et on a affaire à de véritables monstres sirénomèles (Obs. XX). A d'autres moments on trouve les membres, les doigts et les orteils croisés. Les muscles peuvent être absents ou trop courts.

Toutes ces déformations sont donc causées par la quantité insuffisante d'eau amniotique, dont il ne s'écoule à la naissance qu'à peine quelques cuillerées. Le liquide semble alors fortement épaissi (cas de Lomer), visqueux, s'étirant en filaments, mélangé de vernix caseosa qui recouvre abondamment l'enfant.

Dans les observations rapportées plus haut, l'oligoamnios persistait depuis le commencement jusqu'à la fin de la grossesse; il semble cependant qu'il y ait des cas dans lesquels il n'y a qu'une insuffisance primaire passagère de liquide amniotique. Ces faits sont d'une importance capitale, comme nous le verrons plus tard. Le plus souvent on observe ce phénomène vers le 3e à 4e mois de la grossesse, et Montagu-Handfield-Jones (*Centralblatt f. Gynaecologie,* 1889, p. 103) raconte avoir observé 4 cas, dans lesquels il put constater les symptômes suivants:

Dans l'abdomen se trouvait une tumeur d'un volume à peu près d'un bon poing, arrondi, de consistance dure et légèrement mobile. La tumeur siégeait entre la symphyse et l'ombilic, préalablement réunie par un long pédicule avec un organe pelvien quelconque. La percussion donnait de la matité; il n'y avait pas de fluctuation. Le tout donnait l'impression d'une tumeur pédiculée, et ce diagnostic avait été porté par le médecin. Dans les quelques semaines qui suivaient, l'utérus prenait ensuite la forme et la consistance d'un utérus gravide par épanchement de liquide, comme dit l'auteur. Il s'agissait toujours de multipares qui ne présentaient d'ailleurs pas d'autres symptômes. On ne dit malheureusement rien de la naissance et de l'aspect des enfants.

De tout ce qui précède il est clair que le pronostic est défavorable pour la mère et pour l'enfant. Il est mauvais pour l'enfant, car le plus souvent il est porteur d'anomalies et de monstruosités, qui ou bien l'empêchent de vivre en dehors de l'utérus, ou bien en font un être absolument déformé et infirme, dont la mort est à souhaiter. Ces enfants naissent d'ailleurs, dans un état de telle faiblesse et si peu développés que l'on a les plus grandes peines à les élever. Plusieurs meurent quelques heures après l'accouchement.

Des 6 observations de grossesse extramembraneuse simple, deux enfants sont vivants.

En admettant que les 9 enfants de l'observation XV furent vivants, nous arrivons, en notant les observations d'oligo-amnios primaire dans lesquelles on indique la mort ou la vie de l'enfant, à 33 cas. De ces 33 enfants 10 sont morts à la naissance ou meurent immédiatement après, c'est-à-dire à peu près le 1/3 ou 33 pour 100. Parmi les 23 autres nous ne connaissons le sort que de 8 enfants. De ces 8 enfants un seul semble être resté vivant. Quatre meurent avant le 2e jour ; un enfant meurt le 3e jour, et deux autres à l'âge de 1 mois et de 9 mois. L'oligo-amnios comporte donc un pronostic très mauvais pour l'enfant.

Pour la mère le pronostic est également sérieux, non pas parce que la grossesse est plus pénible ou que l'accouchement est plus long, mais surtout et avant tout par les positions vicieuses de l'enfant. Nous avons vu qu'il y a 20 pour 100 de présentations du siège et 15 pour 100 de présentations de l'épaule. C'est dire que les femmes doivent être étroitement surveillées pendant les derniers mois de leur grossesse.

Le diagnostic de l'oligo-amnios n'est pas difficile. Nous avons vu quels symptômes il présente. Nous n'y reviendrons plus. Quelquefois seulement on aura quelque peine à distinguer l'oligo-amnios d'un fibrome utérin ou d'un kyste de l'ovaire. Mais l'auscultation et le toucher vaginal suffiront presque toujours à lever les doutes qu'avait fait naître la palpation abdominale.

En ce qui concerne les symptômes distinctifs entre l'oligo-amnios primaire et secondaire nous les avons déjà indiqués.

Causes de l'oligo-amnios.

Comme l'insuffisance du liquide amniotique est tantôt primaire, tantôt secondaire, il est bien naturel que leurs causes soient tout à fait différentes. Aussi sommes-nous obligés de les étudier séparément.

Nous ne dirons que quelques mots de celles qui produisent l'oligo-amnios secondaire et nous insisterons davantage sur l'étiologie de l'oligo-amnios primaire.

La rupture prématurée des membranes est produite par le traumatisme ; tantôt celui-ci est directement dirigé contre l'œuf comme dans l'observation I de la thèse de M. le Dr Glaize, où la femme enceinte de moins de 5 mois s'enfonce dans le ventre une épingle à chapeau. Plus souvent le traumatisme agit d'une façon indirecte. La malade fait une chute, les muscles abdominaux se contractent violemment, la pression augmente dans l'œuf et les membranes trop faibles cèdent. Cette perforation se fera d'autant plus facilement que les membranes seront plus minces et qu'il y a plus de liquide amniotique. D'autres causes occasionnelles sont les rétrécissements du bassin et les mauvaises présentations. Mais surtout et avant tout c'est le placenta prævia qui est la cause la plus fréquente de la rupture prématurée des membranes et par suite de l'oligo-amnios secondaire. Ainsi sur 147 cas de rupture prématurée des membranes 105 fois les membranes mesuraient d'un côté moins de 10 centimètres (Ribemont-Dessaignes et Lepage). Nous ne dirons rien de plus de l'étiologie de l'oligo-amnios secondaire.

Quelles sont les causes de l'insuffisance primaire du liquide amniotique?

Celles-ci peuvent venir soit de l'enfant, soit de la mère, soit de l'œuf. On a dit, et M. Bar s'est surtout fait le défenseur de cette théorie, qu'une des causes les plus fréquentes de l'oligo-amnios primaire est un obstacle à l'écoulement de l'urine fœtale. Cet obstacle peut être soit une oblitération d'une partie quelconque des canaux excréteurs de l'urine, soit une lésion rénale empêchant ainsi la sécrétion de l'urine. Car, dit-on, le liquide amniotique est peut-être dans la première moitié de la grossesse une transsudation des vaisseaux maternels ou des vaisseaux du cordon, mais dans la 2e moitié il n'est formé que par l'urine du fœtus, si donc celle-ci est empêchée d'envahir la poche amniotique, forcément il y aura de l'oligo-amnios ; d'autres auteurs l'ont absolument nié. Dès lors on a fait des recherches expérimentales les plus variées, des recherches anatomiques et histologiques les plus minutieuses, qu'on pourra retrouver dans la thèse remarquable de M. le Dr Bar sur l'hydramnios, soutenue en 1881. Quant à nous, nous nous tiendrons strictement à la clinique. Que nous apprennent donc nos 25 observations d'oligo-amnios primaire. Tout d'abord l'observation XIV concerne une femme dont les 4 grossesses étaient compliquées d'une quantité insuffisante de liquide amniotique. D'autre part dans l'observation XV nous trouvons 9 cas d'oligo-amnios. Nous arrivons ainsi à un total de 36 cas d'oligo-amnios primaire. Dans ces 36 cas nous ne trouvons que 5 fois une anurie complète soit par oblitération de l'urètre comme dans les observations III, XXI et XXV, soit par absence de la vessie, des uretères et des reins comme dans l'observation XX, soit par une dégénérescence kystique des 2 reins comme dans l'observation XVIII. Si donc la théorie est vraie que le liquide amniotique dans la 1re moitié de la grossesse est surtout composée d'urine fœtale, nous trouvons sur les 36 cas d'oligo-amnios primaire seulement 5 observations où le fœtus serait directement la cause de cette insuffisance du liquide amniotique, soit seulement 1/7 ou 14 pour 100 des cas. Il en résulte et il nous est pleinement permis d'en tirer cette conclusion que si dans les 31 autres cas il y a oligo-amnios et si cependant le fœtus a toute la possibilité d'expulser son urine dans la poche des eaux, il en résulte que la sécrétion urinaire dans ces 31 cas pendant la vie intra-utérine était des moins actives, car à l'accouchement on ne trouvait quelquefois que quelques cuillerées d'une substance visqueuse, absolument différente de l'urine fœtale. Nous ne voulons pas dire par là que la sécrétion urinaire n'est pas ordinairement plus active. Car on verra dans le chapitre suivant que nous croyons absolument que la sécrétion d'urine pendant la vie intra-utérine n'a lieu qu'après la déglutition de grandes quantités de liquide amniotique. Si celui n'existe pas dans l'œuf, le rein ne peut fonctionner, aussi la poche ovulaire reste-elle vide ou à peu près et il y a oligo-amnios. Et s'il existe en quantité normale, rien ne montre que les reins ne fonctionnent pas ou beaucoup. Ceci dépend pour nous des mouvements plus ou moins fréquents de déglutition du fœtus. Nous voyons donc que la clinique est impuissante à résoudre le problème, à savoir, si le liquide amniotique est dans la 2e moitié de la grossesse surtout composé d'urine fœtale.

Il nous reste donc de rechercher pourquoi, alors qu'il n'y a aucune anomalie dans le système urinaire de l'enfant, il y a oligo-amnios.

Tout d'abord nous trouvons 2 observations (XII et XIII) dans lesquelles il s'agit, dans l'une, d'une grossesse gémellaire, dans l'autre d'une grossesse triple. Dans les 2 cas chaque fœtus avait sa poche amniotique propre et, tandis que les autres enfants naissaient bien nourris et bien portants, les deux, où il y avait eu de l'oligo-amnios, naissaient vivants (tout semble croire que l'enfant de l'Obs. XII fût vivant) mais dans un état de grande faiblesse. Certainement on ne peut incriminer ici la mère d'avoir été la cause de cette insuffisance du liquide amniotique, pas plus que les fœtus eux-mêmes, dont les auteurs auraient certainement relevé les anomalies du système urinaire, s'il y en avait eu. Il nous semble que c'est l'œuf lui-même qui est la cause de l'oligo-amnios, soit que la pression, exercée par les œufs voisins, ait empêché l'épanchement de liquide dans la poche amniotique en question, soit que le fœtus qui était richement baigné dans son eau amniotique ait pu attirer à lui le liquide de l'œuf voisin. Il se serait passé dans ce dernier cas à peu près ce que l'on trouve dans d'autres grossesses gémellaires où un fœtus absorbe le sang qui était destiné à son voisin et cause ainsi la mort de ce dernier. Dans les 2 cas d'ailleurs on n'a pas fait plus que dans tous les autres un examen minutieux du placenta. Quand même, nous n'hésitons pas un instant à voir dans ces deux cas la cause de l'oligo-amnios dans la disposition de l'œuf.

Il reste alors 29 cas sans explication. Or dans les 2 observations suivantes (XIV et XV) nous voyons deux femmes avoir, l'une 4 couches sèches, l'autre 9. Toutes les grossesses de ces 2 femmes étaient donc à peu près compliquées d'oligo-amnios. Ces 2 observations sont d'une importance capitale, car elles indiquent clairement que c'est la mère qui fut ici la cause directe de l'affection. Elles indiquent encore que le liquide amniotique ne pouvait pénétrer l'œuf grâce à une lésion ou une affection quelconque de la mère. Ces 13 cas d'oligo-amnios que présentaient donc ces 2 observations et les 4 observations de Montagu-Handfield-Jones, qui ne permettent pas une autre explication, prouvent nettement que le liquide amniotique vient presque uniquement de la mère. Nous ne voulons pas savoir ici par quel mécanisme ce passage a lieu, car nous nous sommes promis dès le début de ce travail de ne pas nous écarter des enseignements cliniques que nous fournissent nos observations. La thèse de M. le Dr Bar traite d'ailleurs très longuement de cette question. Si donc il est sûr que l'oligo-amnios est presque dans tous les cas causé par la mère, il est intéressant de rechercher les troubles que présente cette dernière.

Et tout d'abord ce n'est certainement pas la syphilis, qui est en cause. Dans aucune observation nous ne la trouvons notée. Dans l'observation XXII seulement l'auteur essaie de rechercher la syphilis. Or les 2 fausses couches avec expulsion d'enfants morts sur les 9 grossesses, dont 5 enfants sont nés à terme et bien portants, et les maux de tête fréquents et violents de la mère, ne nous donnent absolument pas le droit de conclure à de la syphilis, alors qu'on trouve l'absence de tout autre signe et que l'autopsie du dernier enfant ne révèle aucune lésion syphilitique.

Ce n'est certes pas la tuberculose qu'aucune observation ne mentionne. Il est vrai que la malade de l'observation VIII a été dans sa première enfance probablement atteinte de tuberculose ; mais elle s'en était remise complètement. Les règles avaient toujours été régulières.

Dans l'observation II nous trouvons seulement que le mari s'adonnait à la boisson. Quant à l'alcoolisme de la mère nous n'en savons absolument rien. Et alors que conclure.

Pour nous il doit s'agir soit d'un état général de la femme, comme par exemple l'arthritisme et ses différentes manifestations, capable par moments de s'améliorer, ce qui expliquerait les cas d'oligo-amnios passager, ou d'une altération des vaisseaux maternels comme l'artério-sclérose, qui d'ailleurs n'est qu'une autre manifestation de l'arthritisme et qui empêcherait la transsudation du liquide amniotique hors des vaisseaux maternels. Pour prouver cela nous aurions dû avoir une analyse complète des urines de toutes les femmes où l'oligo-amnios n'aurait pas été causé ni par l'anurie de l'enfant, ni par une grossesse multiple. Or dans aucune observation nous n'avons trouvé la moindre trace d'une analyse d'urine même un peu détaillée. Et dans la nôtre, que nous avions suivie dès le lendemain de l'entrée de la malade jusqu'à sa sortie, la femme avait quitté depuis longtemps l'hôpital, lorsque nous eûmes l'idée de faire de l'oligo-amnios le sujet de notre thèse. D'ailleurs et bien entendu, les urines de notre malade avaient été examinées au point de vue de l'albumine et avaient été trouvées normales. Mais c'est justement l'albuminurie que nous ne croyons pas en cause dans nos observations d'oligo-amnios. M. Lepage aurait vu un cas d'oligo-amnios chez une femme profondément albuminurique, à l'accouchement de laquelle il ne s'écoulait à peine que 2 cuillerées de liquide. Le fœtus se serait présenté par le siège (Ribemont-Dessaignes et Lepage, n° 807) (Nous avons recherché cette observation partout, mais nulle part nous ne l'avons trouvée ; c'est pourquoi nous ne l'avons pas citée avec nos observations). Nous ne savons absolument pas quelle était l'origine de cette albuminurie; si elle avait été d'origine goutteuse, elle aurait formé une bonne preuve pour ce que nous avançons. En général, nous ne croyons pas qu'il y ait le moindre rapport entre l'albuminurie (sauf quand elle est d'origine goutteuse) et l'oligo-amnios. Si un rapport quelconque existait, nous aurions trouvé des cas bien plus nombreux d'insuffisance du liquide amniotique.

Une autre preuve de notre hypothèse aurait été l'examen microscopique du placenta maternel et surtout de ses vaisseaux. Cet examen non plus ne semble jamais avoir été fait. Il est vrai que cet examen est des plus difficiles, car le placenta n'est en somme qu'un vaste tissu embryonnaire, poussé trop rapidement pour avoir une structure plus élevée. D'ailleurs les différents auteurs ne sont pas même d'accord sur sa structure normale. Mais on aurait pu quand même saisir quelques-unes des plus grosses lésions. Tout au plus le Pr Ahlfeld a-t-il fait examiner dans l'observation VIII la membrane amniotique, mais celle-ci fut trouvée normale.

Enfin il ne nous reste plus qu'à examiner les femmes au point de vue de leur âge, convaincu que nous sommes que plus celui-ci est avancé, plus les lésions causées par l'arthritisme doivent être accusées.

Or nous trouvons une multipare de 43 ans dans notre observation I ; une autre (Obs. VII) a 32 ans ; elle aurait souffert de rhumatisme articulaire. Les primipares sont également un peu âgées, l'une a 25 ans (Obs. II), une autre 24 ans (Obs. IV), une autre 23 ans (Obs. XVII), enfin nous trouvons une primipare de 45 ans (Obs. XXIV) il est vrai que nous trouvons 3 primipares âgées de 19 ans (Obs. VIII), de 21 ans (Obs. XXIII) et de 19 ans (Obs. XIX). Dans les autres observations l'âge n'est pas indiqué, mais dans plusieurs parmi elles nous avons affaire à des multipares dont la dernière grossesse était compliquée d'oligo-amnios, c'est dire que toutes ces malades avaient au moins 30 ans. Il est donc possible que dans la plupart des cas on aurait facilement retrouvé cet état goutteux ou arthritique. Mais nous ne pouvons rien affirmer, car toute analyse d'urine manque.

En un mot nous concluons que l'oligo-amnios, pas plus que l'hydramnios, n'est déterminé par une cause unique. Celle-ci est multiple et doit être attribuée à l'enfant s'il y a anurie, (avec cette réserve cependant que, si l'obstacle à l'écoulement de l'urine siège dans la portion pénienne de l'urètre et si nous trouvons en même temps des anomalies, voire même l'absence complète des organes génitaux externes, nous considérons cette anurie comme secondaire à l'oligo-amnios et ces anomalies produites par lui), à l'œuf s'il y a grossesse multiple et à la mère dans tous les autres cas où nous incriminons un état général voisin de l'arthritisme. Sur nos 36 cas d'oligo-amnios primaire 5 seulement, c'est-à-dire 14 pour 100 des cas, sont causés par les anomalies du système urinaire de l'enfant; 2 sont attribuables à l'œuf, c'est-à-dire 5 et demi pour 100 des cas; enfin le reste des cas ou 29, c'est-à-dire 80 et demi pour 100, doivent être attribués à la mère.

Physiologie du liquide amniotique.

Toutes ces observations enfin prouvent clairement l'utilité et les fonctions du liquide amniotique.

A. — Tout le monde est d'accord que le premier rôle du liquide amniotique est celui de protéger l'enfant. C'est lui qui contrebalance la pression utérine et la contraction des muscles abdominaux. S'il est absent, nous trouvons sur les fœtus toutes les déformations, des arrêts de développement des différentes parties du corps foetal, c'est-à-dire tous signes de compression.

B. — Le liquide amniotique facilite les mouvements de l'enfant. S'il y a oligo-amnios, nous trouvons sur la peau fœtale des lésions produites par le frottement des différentes parties du corps.

C. — Une conséquence du rôle précédent est que l'enfant peut facilement obéir aux lois de l'accommodation. Une quantité normale d'eau amniotique favorise donc les bonnes présentations de l'enfant.

D. — Le liquide amniotique exerce un certain rôle sur la peau de l'enfant ; il la tient humide et souple. Dans presque tous les cas d'oligo-amnios nous trouvons la peau plissée, sèche et coriace.

E. — Il est incontestable que le liquide amniotique sert à la nutrition de l'enfant, dans les cas d'oligo-amnios les enfants naissent dans un état de grande faiblesse. Tous ont l'air d'avoir été insuffisamment nourris. Dans le cas de Lomer l'enfant avait une soif terrible, il était insatiable. La nourrice ne pouvait presque plus suffire à la besogne et si l'enfant est mort à l'âge de 9 mois du choléra infantile, c'est certainement par une imprudence que l'on a commise dans les soins de la nutrition, rendue très difficile ici par l'appétit extraordinaire de l'enfant. Cette fonction du liquide amniotique est extrêmement importante. Elle a été prouvée expérimentalement par Fehling, qui dans l'estomac de l'enfant a trouvé une grande quantité de poils. Le foetus doit donc souvent déglutiner son liquide amniotique. Et quant à nous, nous sommes absolument convaincus, sans pouvoir cependant le démontrer, que l'urine sécrétée pendant la vie intra-utérine ne provient que des trop grandes quantités de liquide amniotique déglutinées. Il nous est absolument impossible de comprendre autrement, comment il peut y avoir sécrétion d'urine fœtale, car l'enfant ne reçoit que des aliments déjà élaborés et rendus directement assimilables. Les substances inutiles, qui ont déjà servi au fœtus, sont ramenées par le système veineux fœtal et par la veine ombilicale ; dès lors, nous ne voyons pas pourquoi il y aurait sécrétion de l'urine. Or, comme il y a une loi que tous les organes inutiles s'atrophient et comme ceci n'a pas lieu avec le métanéphros, nous concluons que non seulement le liquide amniotique sert à la nutrition du fœtus, mais qu'il entretient encore la fonction rénale de l'enfant pendant la vie intra-utérine. Si donc le liquide amniotique, absorbé par le fœtus, ne peut être expulsé des canaux urinaires sécréteurs dans la poche des eaux, forcément il y a de l'oligo-amnios, mais ceci n'a lieu, comme nous l'avons vu, que dans 14 pour 100 des cas.

CONCLUSIONS

L'oligo-amnios est primaire et secondaire. Celui-ci ne se distingue du premier que par l'hydrorrhée amniotique et la rareté des déformations fœtales.

L'oligo-amnios primaire produit 2 ordres de symptômes. Du côté de la mère on trouve une grossesse plus douloureuse, un ventre irrégulier, très peu développé, dur et accolé au fœtus, rendant la palpation très difficile, une absence presque complète de la poche des eaux, des positions vicieuses de l'enfant (15 pour 100 de présentations de l'épaule) et peut-être quelquefois une procidence du cordon. Les enfants sont faibles, petits, déformés. Leur peau est ridée, mince et présente par moments des ulcérations. Différentes parties de leur corps peuvent s'être arrêtées dans leur développement.

L'oligo-amnios est quelquefois passager.

Le pronostic est très mauvais pour l'enfant. Il n'est sérieux pour la mère qu'à raison des interventions obstétricales que peuvent nécessiter les présentations vicieuses.

Le diagnostic est quelquefois difficile à établir avec un fibrome utérin et un kyste de l'ovaire.

Les causes de l'oligo-amnios secondaire ne sont autres que celles des ruptures prématurées basses ou élevées des membranes. Il faut donc mentionner avant tout le placenta prævia. D'autres causes sont le traumatisme, la minceur des membranes, l'hydramnios, la grossesse gémellaire.

La cause de l'oligo-amnios primaire est dans 14 pour 100 des cas l'anurie chez l'enfant; dans 5 et demi pour 100 des cas nous l'attribuons à la disposition de l'œuf, c'est-à-dire dans les grossesses multiples. Enfin dans 80 et demi pour 100 des cas on doit se demander si l'anomalie de l'œuf n'est pas liée à un développement vicieux sur un terrain diathésique, dans le cas d'arthritisme par exemple.

Le liquide amniotique protège l'enfant. Il facilite ses mouvements et favorise les bonnes présentations; il est important pour la peau de l'enfant et sert à la nutrition comme à la sécrétion rénale de l'enfant pendant la vie intra-utérine.

Donc le défaut de liquide amniotique gêne la libre expansion des tissus, des organes de l'enfant, et il peut en résulter des déformations plastiques plus durables que celles qui prennent naissance lors de son passage à travers les filières pelvi-génitales.

CHARTRES. — IMPRIMERIE DURAND, RUE FULBERT.

CHARTRES. — IMPRIMERIE DURAND, RUE FULBERT.

www.ingramcontent.com/pod-product-compliance
Ingram Content Group UK Ltd.
Pitfield, Milton Keynes, MK11 3LW, UK
UKHW021159220726
13924UKWH00003B/1212